在候診室遇見佛陀

一位叛逆醫師的終極療癒之旅

保羅．布倫納／著
黃懿翎／譯

Buddha in the Waiting Room
Simple Truths about Health, Illness and Healing
Paul Brenner, M.D.

獻給　我的病人

你們是我的老師，你們的生命啟發了我，

使我找回人生的方向，重拾健康的人生。

致謝

寫作就像長跑，只有自己能感受那種孤獨。感謝我的編輯蘿拉．卡爾史密斯，我的妻子戴博拉，以及嫂嫂瑞塔．克羅因，我的好朋友珍妮．薛曼，因為你們，才有本書的誕生。在此向每一位曾幫助我的人，致上十二萬分的謝意。

明心見性，花開見佛

吳佳璇　遠東聯合診所精神科醫師、台大醫院腫瘤醫學部兼任主治醫師

二〇一五年五月中旬，我收到《在候診室遇見佛陀》譯稿，正值某高齡產婦因足月胎兒胎死腹中憤怒欲絕，跳過醫療爭議協調程序，直接找民代開記者會，指控婦產科醫師草率推拖的新聞熱潮中。身為第一線醫師，在日趨惡化的醫療環境拚搏，我不諱言展開書稿之初，思緒因新聞延燒浮動。奇妙的是，婦產科醫師出身的作者保羅．布倫納，四十多年來如何從西方正統醫療「出走」，重新找回自己與病人健康的故事適時出現，竟撫平我的神經。

《在候診室遇見佛陀》究竟藏有什麼安定精神科醫師心情的魔力？其實，這是一本作者如何從世俗定義的成功醫師歸零，重新思索健康、醫療和醫病關係真義的心路歷程。布倫納醫師不僅向東方取經，學習針灸、太極，他還深入震災後的瓜地馬拉，原以為自己去賑災救人，未料竟是掙脫防衛醫療的陰影，在現代科

技貧瘠的窮鄉僻壤，找回醫療的初心與信心，因為，療癒的力量，發生在醫病雙方建立互信的瞬間。

告別瓜地馬拉，布倫納醫師也告別體制下的醫療，但他仍然和病人一起，一天只看一位。這些人，正是書中的佛陀們。他們雖迫近生命終點，卻個個精彩。作者不僅學到臨終的智慧，還體悟到健康各種面向，不是沒病痛，更不是正確的飲食、運動等養生之道，而是熱情的人生，正如罹患小兒麻痺症的小提琴家帕爾曼所說：「好好發揮在世所擁有的，盡力就好」。

令人驚奇的是，擁抱整體醫學的布倫納醫師，並不排斥尖端醫療科技。如今，身為癌症過來人（survivor）的他，正和頂尖的基因專家，研究環境如何影響基因調節，希望透過表觀遺傳學（epigenetics），進一步認識癌症（請參照聖地牙哥癌症中心網站http://sdcri.org/）。

「病人永遠是你最好的老師」，是醫學院老掉牙的教訓，保羅·布倫納醫師不僅牢記於心，更可貴的是他柔軟的心、思辨的精神，和不畏改變的勇氣，讓他在候診室遇見佛陀，為自己、更為病人走出一條柳暗花明的健康之路。

敞開心胸，隨時準備跨出學習的腳步

洪浩雲　新北市立聯合醫院一般外科主治醫師

一直以來，正統西方醫學教育我們，將身體構造拆成許多部分，藉由了解「部分」的功能而得出「整體」的資訊。這種「見樹不見林」的養成模式，使得許多醫師失去了綜觀人體的能力，從而出現了病人一次要掛四五個醫師門診的情況：心臟科處理高血壓、腎臟科負責尿毒症、新陳代謝科治療糖尿病等等，在在顯示出目前的主流醫學是有所欠缺的。

可惜的是，大部分的醫師通常在順遂的求學歷程中，養成了驕傲自滿的個性，難以敞開心胸去接納不同領域的觀點。因此，儘管許多醫師都早已意識到現有醫療的不足，在面對其他可能的醫療選項時，仍然常常表現出「不值一哂」的態度，殊為可嘆。

好在保羅·布倫納醫師願意跳脫出既有的窠臼，懷著戒慎恐懼的心去探索新的醫學領域，例如針灸、氣功、整體醫學、靈性療法等，並且忍受同儕的訕笑甚至不諒解，在這不同的領域充實成長，進而開花結果，發展出令人讚賞的一片天地。

在布倫納醫師的著作《在候診室遇見佛陀》裡，我們可以看到一個原本洋洋得意、充滿自信的醫師，是如何在治療每一個病人的過程中，重新審思「醫療的目的」這個議題。日新月異的醫學進展帶給大眾一種虛幻的假象，好像現代的醫學不僅可以延緩老化、阻止死亡，甚至到了能夠使死者復生的地步！這是完全的誤解，「西方醫學之父」希波克拉底斯（Hippocrates）早在兩千年前便指出，醫者是「偶而治癒疾病，經常緩解病痛，但永遠安慰心靈」（Cure sometimes, treat often, comfort always.）。醫師不應該只是單純地「征服疾病、戰勝死神」，相反的，「病人」才是我們要關心的對象！

布倫納醫師用一個個故事、反覆闡述醫師撫慰病人心靈的正面意義。這是許多年輕醫師需要加強的課題，沒有足夠的人生與行醫歷練的話，是無法體會箇中道理的，而這本《在候診室遇見佛陀》，便是布倫納醫師以其四十餘年的行醫經歷，融會了主流醫學與另類療法的精髓之後，送給我們的發聾振聵之作。

體悟健康真諦，活出真正自我

詹定靜　榮春講台傳統中醫講師、花精治療師

非常感謝保羅．布倫納醫師，用他真誠的生命體悟寫下這本好書，在拜讀過程裡，我不斷地摘錄良言金句，以供日後時時讀誦這悟道生命的真理，文章裡字字句句與我產生共鳴，使我流下了許多感動的眼淚，身心得到療癒。

今年是我接觸醫學的第十九個年頭，在這段接觸生命議題的學習過程中，我也同布倫納醫師一樣，因為渴望著，不想要再有人像我一樣承受失去親朋好友的痛苦，而開始學醫。在一開始，我也誤以為醫師是至高無上的，有多麼地無所不知、了解真理而傲慢起來；但也因為把自己放到如此高聳、危險的位置裡，最後卻發現自己無力挽救生命、違逆無常，進而產生種種無力感、自我否定還有自我責怪。這樣的自我批判跟懷疑，讓我開始思考何謂「真正的健康」？何謂「生命的真諦」？最後，我得到了全新的自己。

保羅．布倫納醫師，是一位真正領悟生命真諦的醫師！他以一個西醫師的身分，體悟了這麼多宇宙奧祕，領悟到這許多生命原理，他以病人為師、以大自然為師，頗符合孔子所說：「天何言哉？」我除了有著同為醫道行者的感觸體悟之外，更佩服的是，他不像我們身處於接受中醫的環境，也沒有悟道實修的導師教導，完全憑一己之力與對生命的熱愛，領悟療癒的真理，這實在是太令人佩服了！

《在候診室遇見佛陀》是一本不可多得的好書，適合各種層級的人來閱讀：醫師讀之，使其對生命的體悟更深切，能重新釋放自己，解放自我捆綁的枷鎖，而獲得最初從醫的初衷，重新燃起生命的火苗；正在學習靈性的人讀之，能夠明白「現實」與「靈性」之間的平衡，而不再流於虛無幻想的不切實際當中，能真切地與生存的大地連結，不再不食人間煙火、不知民間疾苦；一般的群眾讀之，能明白何為生病的真諦、何為真正的健康，而使之不再恐懼於疾病、死亡當中，活出全新的自己，活出真正的自我。

目錄

何時遇見佛

醫師若不從病患身上學習他們的智慧，
就不算接受過完整的醫學訓練。

過去這四十年來，為了尋找人為什麼生病，又為什麼痊癒的答案，我覺得自己像古代的水手，踏上了一段漫長而艱辛的航程，希冀發現醫學界的聖杯。這期間我接受傳統的醫學訓練，也曾於婦產科執業；我參與過美國癌症學會獎學金的計畫，也接觸過安寧病房的輔導工作，以及涵蓋了催眠、針灸、禪定、巫術等等的整體健康運動。在這段旅程中，我身旁的病人、心靈導師傳遞了許多信息，我在獨處反思中，汲取其中所隱含的道理。現在，我將藉由本書分享這些智慧。

我學習到的是，看醫師不會讓你變得健康，藥局櫃台或健康食品店，也無法買到健康。唯有你自己，能讓自己健康。健康不代表沒有生病；健康也與病痛無關——健康，是一種自己創造的存在狀態。

本書雖然著重於透過醫術的追尋，勾勒出尋找聖杯之旅的脈絡，卻也是一本為你而寫的書，並以此紀念那些教我何謂「健康的真諦」的人。這聽起來似乎有點矛盾，因為他們大多數是病人，雖然身體狀況明顯不佳，卻充滿活力，展現超齡的成熟，即使罹患絕症，也神采奕奕，以此闡明了健康的真義。儘管身體狀況不好，卻仍能教我如何活得健康。對我而言，他們每一個人都像佛陀，給人清淨的智慧，書中提到的其他心靈導師和發生的事件，都讓我更加意識到健康、疾病的關係以及人類的潛能。

如同禪宗所言：「你永遠不知道何時會在路上遇見佛。」同樣地，我也在等待病患的到來。其實，我耐心等待的，是那些增加我生命智慧的人。我心裡明白，雖然有時看似我療癒了他們，但大多時候，反而是他們療癒了我，使我在生命和健康上有所領悟。

生病或瀕死的人，通常深諳生命的智慧；疾病往往能使人明白，生命中什麼才是重要的事。我的患者當中，有許多人了解其中的奧祕，也不吝與我分享。與他們同在，就像與聖人同行，我只能靜下來，好好默記這些簡單的道理。

我只是一個記錄者。雖然我早就聽過這些道理，但我想等我有所體會時，再跟大家分享他們的故事與智慧。我相信我這些病人的故事，一定能重新燃起你體內每一個細胞中的智慧之光，也希望他們的故事能激發你對生命的熱情，健康地活著。

請各位讀者跟我一起回顧過去四十年的來時路，聽我娓娓道來病患、心靈導師和人生所教導我的功課。

重新歸零

1

粉碎舊信念，種下新開始

一九七一年的時候，我跟太太和三個孩子住在加州，一棟約莫一百七十坪的大房子。我們家有三溫暖、按摩浴缸、游泳池，還能眺望美麗的太平洋。我非常滿意當時的生活，也無須憂慮未來。那年春天，我桌上一張針灸研討會的傳單，改變了我的人生。吸引我的並不是針灸研討會，而是「史丹佛大學」五個斗大的紅字。因為心繫孩子的教育，我不得不抓住每個機會，比較各大學的優劣，衡量對於孩子未來發展的影響。

史丹佛大學的研討會場地，是一間科學階梯教室，冰冷又密不透風，僅以一片黑色的大理石板充當講台，台面上還有兩個水槽和氣焊槍，整個空間瀰漫著硫磺味。講者一個個上台演講，吹捧著針灸的好處，還有這些優勢如何凌駕於西方傳統的「對抗療法」（allopathic medicine）之上。講者在台上講得口沫橫飛，台下其他兩百九十九位與會者，也聽得癡如醉，心嚮往之。

上午的研討會中，播放了一段在中國拍攝的影片，倒是讓我目不轉睛。畫面中的外科醫師拿家用電鑽，在病人的頭蓋骨上鑽了一個孔，病人不僅看來神智非常地清醒，還一副無聊的樣子。這場恐怖的手術中唯一的麻醉工具，就是病人左手大拇指和食指間的一根銀針。

儘管我處理癌症病人的經驗極其豐富，而且腸胃也很強壯，但看了還是覺得很噁心。只靠著插在手上的一根針麻醉，就在病人頭上鑽了一個洞？這太扯了！這要不是一場催眠秀，就是這個病人對毛主席太過於忠貞不二了，連疼痛是什麼感覺，都不知道了。

影片之後，一名從英格蘭來的醫師菲利斯．曼恩（Felix Mann）現場示範施針，我猜曼恩醫師可能是英國人。他挑選了兩名患有肌肉骨骼疾病的觀眾，現場予以治療，雖然我很懷疑他們是否真的生病。才下針沒多久，兩人竟然表示疼痛消失了，感謝他的治療。這種事很像發生在美國一九三〇年代，著名的庫爾曼（Kathryn Kuhlman）「信心療法」才能辦到的事，我才不相信這套！

我覺得上當了。說真的，用銀針刺穿皮膚，除了讓人痛得死去活來之外，還有什麼好處？我受過西方邏輯思考的訓練，所以能替每個講者的說辭找出合理的解釋，也能輕易發現破綻。針灸若不是假的，就是神蹟，而我並不相信神蹟。

那天唯一值得一提的，應該是午餐時刻。與會者共三百，醫師只占其中少數，而且剛好同桌；他們發現講者報告中的破綻與我雷同，也因為報告缺乏科學數據而感到錯愕和氣憤。我們下了一個共同的結論：「這研討會根本就是個笑話！」我們還發明一些哏，嘲笑針灸的不科學：「請先吞下這兩根針，明天早上再跟我聯絡。」或「那麼，醫生——手術是要幹嘛？」不過那天我們討論得最熱烈的話題是「搭早班飛機回家的可能」。

抱怨歸抱怨，所有人還是回到下午的議程，聽史丹佛大學材料科學系堤勒博士（Dr. William Tiller）的演講。他的科學知識很豐富，人也十分聰明；不但熟知次原子物理學（subatomic physics），也能將專有名詞轉換成使人容易理解的詞彙，我十分佩服。

堤勒博士解釋，身體上低電阻的地方就是穴位所在之處，只要用一般簡易電子儀器，就能輕易找出穴道，例如「歐姆計」就是一種以歐姆為單位，測量導體的電阻大小的儀器，而這裡的導體指的是皮膚。歐姆計可以在家附近的五金行買到。

研討會最後短短的小組討論，更讓我無法置信，我心裡吶喊：「這是信心療法嗎？天啊！也太誇張了！」我小聲問隔壁的：「堤勒博士是史丹佛大學的終身教授嗎？真的是喔？天啊，史丹佛大學一定很有錢！」

質疑自我認知的迷思

我在回程的班機上回想著：「針灸這東西實在是太難以置信了，但比起信心療法，針灸還算可行。」一想到這裡，我突然頓了一下，自問：「還是我的真實世界，其實是一連串荒唐的選擇所構築而成的人生？」進入存在論的思考，「有沒有可能我的人生只是個人虛構的故事？所謂的真實世界只是建立在大家無異議的神話之上？或許，在更多人相信地球是圓的之前，其實地球是平的？科學、醫學和『現代』科技，是否都只是人共同相信的神話罷了？」

這不是我第一次思考關於存在本質的問題，我的腦袋停不下來，不斷想著：「我和別人一起堆疊起來的謊言裡，盡是應不應該、可不可以、是對是錯的碎片。在那一堆碎片之中，是不是有一個獨特的我，埋在其中？」

從舊金山飛往聖地牙哥的途中，支撐人生假象的絲繩開始鬆脫。我身上那象徵西方醫學傳統的神聖白袍，變得不再筆挺，出現了皺摺。

我無法壓抑內心的聲音，到了一九七二年的秋天，那懷疑的聲音只是變得更加執拗，當時我接到了一通美國畸形兒基金會（March of Dimes）的電話，邀請我和葛路克博士（Dr. Louis Gluck）共同於紐約市的美國婦產科學會（American Academy of Obstetrics and Gynecology）演講。葛路克博士是胎兒肺部發展評估研究的先驅，雖然與他相較之下，我的貢獻不過是小巫見大巫，但我至少也是幫他執行羊膜穿刺術的婦產科醫師。

身為土生土長的紐約客，我患有一種住在美國東岸的人才會有的基因缺陷，就是我永遠也無法正確判斷世界地理的位置，所以才會以為英格蘭就在史坦頓島附近，過哈德遜河就到了。因此，我跟當時的太太喬依絲計畫在前往紐約的途中，在倫敦稍作停留。另外，因為我對針灸還是興趣不減，所以打了一通電話給之前在研討會中演講的英國針灸師曼恩醫師，詢問是否可以去倫敦跟他學習，他親切地答應說，我可以跟另外五位同好一起實習。

一個月之後，我不安地坐在曼恩醫師豪華公寓的書房中，空氣中瀰漫著古老又清新的獨特霉味，各個角落擺著一卷一卷的中文圖表和耳朵、鼻子、舌頭等模型，一根一根長短不一的針，橫七豎八地放在堆滿書的書桌上，靠牆的書櫃是一排排以中文和法文書寫的針灸手稿。（因為法國殖民中南半島，所以法國是第一個了解到針灸療效的西方國家。）基本上，整個房間展現一種早期英國社會的混亂氛圍。

中國假人模型就埋在這些胡亂堆疊的東西裡面，柔軟擬真的塑膠人偶上紋了十二條稱為經絡的垂直線條，中國人相信能量會隨著經絡傳遞到全身，沿著經絡散布著三百六十五個點，那些點就是穴位，每個穴位對於身體結構都有其重要性，旁邊並附有中文說明。

我心裡想著：「十二條經絡，象徵一年的十二個月；而三百六十五個穴位，象徵一年的三百六十五天，真是老套。」曼恩醫師跟我們說，經絡連結到身體的不同器官，男與女的身體上的經絡位置也不太一樣。一九七二年的我，仍覺得這些只是老生常談。現在每當我回想到我所受的醫學訓練，竟然讓自己這麼的自大，免不了一陣羞愧。

曼恩醫師文質彬彬，圓滾滾的身材，有種自命不凡的氣度，散發無所不知的自信。他緩緩說道：「這件事非常重要：注意聽！東方的智慧與西方的科技並不衝突，反而兩者相互融合，針灸不會取代西方醫學，反而能夠當作輔助療法。」

曼恩醫師曾受過英國一間著名醫學院的訓練，接觸針灸之前，已練就流利的中文和廣東話。曼恩醫師要求我和其他實習醫師必須學習尊師重道，我們也從未直呼曼恩醫師的名字。

實習的那段期間，我們固定每天早上九點抵達曼恩醫師的住處，喝完茶、做了一些上課筆記之後，就觀察他對病人施針。如果沒有病人，則由我們做學生的擔任針灸模特兒。當然，沒有人想要自願。到現在我仍記得他問大家「今天有人不舒服嗎？」時候那四處搜尋的眼神，當時靜得連一根針掉在地上都聽得到，此話絕非玩笑。

實習不那麼辛苦的時候，我們總是為曼恩醫師深深著迷。人們帶著各種疑難雜症來前來就診時，他會專心聽他們說明主要病情，有條不紊地詢問生活大小事情，了解他們的人際關係、情緒狀況、相關病史，例如：「到了晚上會變得比較嚴重嗎？天氣對於疼痛有何影響？發生意外的時候，誰跟你在一起？生病之前有沒有發生過什麼事？那段時間的壓力是不是特別大？你是不是覺得有哪些情緒或事情可能讓你生病，或病情更加嚴重？發病的前後，到底發生了什麼事？」

聽到他對病人的八卦故事如此感興趣，我十分驚訝，更讓我驚異的是，這個當醫師的，並沒有在痛處針灸，反而按著病人描述的生活線索，判定下針的位置，這顯然與我診療的方法大相逕庭。由於科技進步、費用高昂，並假設身體構造的複雜程度，不是人類所能理解的，因此，西方醫學將身體構造拆成許多部分，並認為只要了解「部分」，形同了解「全部」，時間上的限制，更使人失去了人體的整體觀。結果醫師和病人都在過程中遭到貶抑；理當治療人的醫術，也輸給了治療病理的科學。

但曼恩醫師顯然不作如是想，而是藉由中國的把脈——手腕橈骨動脈的觸診——來進一步診斷。他以指尖輕觸，如同演奏會上的大提琴手，優雅地輕按琴弦。

曼恩醫師以病人的生活情形和把脈結果為例，證明治療師真的知道應該針灸哪幾條經絡和穴道。他會溫柔地將一或數根針插入適當的穴道，基本上過沒多久之後，病人就一定會奇蹟似地痊癒。

我一直在想，到底是針灸真的如此神效，還是來的病人都是假裝生病的親朋好友？每天晚上，我躺在床上，睜瞪著天花板，自言自語：難道是曼恩醫師八十歲的老母，在我的茶裡面加了什麼東西，讓我產生幻覺？

我的現實世界飛快地崩解。那些顯然不可思議的，是否在曼恩醫師的手中得以成真？若那些不可思議的得以成真，是否就是所謂的神蹟？如果針灸是神蹟，那麼神蹟就真的存在——但這是不可能的啊！毫無疑問，六名醫師當中，我是最困惑、最疲憊，也最多疑的一個。

連續幾個禮拜，我腦中反覆挑戰著過去所熟知的一切，使我精疲力盡、心神不寧。若我懷疑西方傳統醫學以外的治療方式，就是對於科學方法表現敬意；但若懷疑醫學本身，那就不倫不類了。因此，我決定在曼恩醫師這邊結束後，給自己放一個假。

我們在倫敦的最後一晚，喬依絲抱怨著她的喉嚨很痛。當時我被關在充滿霉味的英國圖書館裡用功，她則在大街小巷穿梭，大肆享受倫敦的美好，所以我心裡覺得是她活該。

我建議針灸治療，她倒是挺狡猾的，還高興地說：「好啊！」因為她以為眼下並沒有任何針灸用的針。但我拿了襯衫底下的別針，抓住了她的手，把針插在拇指和食指中間的位置——就是史丹佛大學研討會上，腦部手術影片中的病人的受針部位。沒多久，喬依絲的喉嚨痛，竟奇蹟似地舒緩了不少。

是針灸治好了她？還是因為害怕的刺激，使腎上腺素分泌出可體松？又或者是因為她尖叫「把那該死的髒東西拔掉」時，剛好清了清她的喉嚨？

無論如何，她的喉嚨痛是治好了，但我還是無法相信針灸。

全知者之死

雖然我仍頑固地拒絕相信針灸的療效，但內心的科學家還是告訴我，要以符合邏輯的方式來徹底了結我對針灸的種種懷疑。所以我就安排一個實驗。

我當時的指導學生約翰和吉爾，勉為其難借用身體作為雙盲實驗的對象，他們按照指示，互相以歐姆計掃描對方的身體，找出低電阻的區域，用簽字筆作記號。我告訴他們這是一項與皮膚有關的研究，他們難為情地咧嘴笑笑，開始這個尷尬的任務。

兩三個小時之後，他們走了回來，露出紋滿全身的身體（我想他們真的很樂在其中），看起來就像是真人大小的中國人體模型。這兩位現代年輕人身上的記號和具有四千五百年歷史的《黃帝內經》針灸圖幾乎一模一樣。那一瞬間，我領悟到：我，這個二十世紀末的醫師，終於在結業前，發現有人擁有跟我一樣的聰明和智慧，真是太了不起了！然而，在那目眩神迷的頓悟之光中，心中卻有個從未出現過的聲音，嚴厲又陌生：「這位科學家，專心一點！」

在那之前，我都是以「全知者」的身分活著，誤以為高級的訓練能夠讓我拯救每一個病人，並曾經以為在我之前的醫學知識，都是過時的。總之，若真要說的話，只能說我是「訓練過度」的醫護人員，所以結訓時，我最清楚明白的一件事就是「我都知道」(I knew)。

此刻，我兩眼盯著兩個全身紋滿經絡的身體，忽然很納悶我到底知道多少。中國人怎麼知道？他們以前根本沒有歐姆計。而我這個循規蹈矩的科學家，如何面對那些難以理解的知識？

智識啊，再見了！全知啊，再見了！在那一刻，掌握知識的，反倒成為尋求知識的人。

此時，我知道除了現代醫學所學之外，還有更多關於健康和醫療的知識，而我也打算找出那究竟是什麼樣的知識。只要一碰到針，我就變得失去理智。喬依絲或孩子最好不要感冒，因為只要他們看起來有一絲絲感冒的跡象，我就會伸手去拿針。這麼多年來，家裡都沒有人感冒，因為他們都被我嚇到了，我只好開始為病人和朋友針灸。

學習針灸之前，我總以「嗯，你今天感覺如何？」等一連串的標準問題訊問婦產科的病人。然而，又在病人才要回答的那一瞬間，我已經連珠砲似地拋出其餘的問題，展開類似以下的對話：

「嗯，瓊斯太太，你今天身體感覺怎樣？」

「醫師，這可能超出你的專業領域了，我的手臂很痛，可能是肘部發炎。」

這時我會突然插話：「喔！你上一次月經是什麼時候？」我從未能延伸第二個問題，反而總是急著想要繼續上演一場秀，讓病人欣賞我高超的醫術。

但現在的我已逐漸從婦產科的窠臼中走出來，所以更加留意手臂、腿部、頭痛和人的本身，更重要的是，我也開始意識到，人的精神層面影響健康和疾病甚鉅。

但是，唉，我可能變得太急了，現在提出第二個問題變成：「你聽過針灸嗎？」我又馬上問：「請讓我試試針灸——拜託！」這常讓他們驚恐萬分。

我當時常得到三種回應。第一種人斬釘截鐵地說：「不，別拿著那些針靠近我！」第二種人勉為其難說道：「好吧，如果你真的想的話。」他們通常都是我所接生或讓我動過手術的病人，因此不想讓我難過；第三種人則會直接興高采烈地回應道：「請幫我針灸吧！我之前在《新聞週刊》讀過針灸的報導，你竟然有在幫人針灸，我真是太高興了！」

在勉為其難的那群人當中，針灸奏效的比例大約三成五，而在樂意接受針灸的人當中，則有超過八成認為有效。因為這些成功的案例，我和醫學院的學生約翰和吉爾便在每週三晚間開設免費針灸門診，而為了確定針灸相對於西方醫學的有效性，我們最想找的是傳統西方醫學不甚有作用的病人，為他們進行針灸治療。

結果好得出乎我的意料，有些人離開時甚至不再拄著拐杖，偶而也有人能擺脫輪椅的束縛。雖然診所的合夥人會在每週四早上來到診所，一致搖頭，但我和兩個指導學生卻不因此打退堂鼓。

我們三人急切地想把針灸也融入整潔、乾淨的醫學模式中，以科學解釋神運作的方式，使人明瞭人體的奧妙。雖然我們都很希望能掌握這四千五百年的知識，思考卻仍受限於西方的傳統。

因此，我請教加州大學醫學院的神經系統科學系主任李文斯頓教授（Bob Livingston），「你認為針灸也符合神經系統學的邏輯與概念嗎？」他答道：「為什麼你一定要讓針灸符合西方的典範呢？也許連西方醫學都是虛構的。」

哇！聽到這一番話，不僅讓人釋懷，也讓人信心滿滿。若說史丹佛大學堤勒博士，挑戰了我的人生神話，那麼李文斯頓教授就是讓我從這個觀念中解放的人。他倆都是指引我獲得自由的佛陀。

一般科學家認為針灸之所以有效，是因為那根針的緣故，但我認為，也許重點不在於那根針，而是施針的位置。因此，我改以簡單觸摸病人身上對應的部位，並得到幾乎等同於針灸的成效。我進一步地想著：若我用眼睛望著同樣的穴道，全神貫注或禪定的話，又會怎麼樣呢？究竟會發生什麼事呢？我驚訝地發現，這些方法，竟然也跟針灸或觸摸一樣有效。

但我並未感到驚豔或興奮，相反地，這可能是我人生中最令人膽顫心驚的一刻。相較於今天書店中隨處可見杜西（Larry Dossey）醫師的遠距療法（distant healing）和祈禱相關書籍，那時的我，卻非常孤單，我覺得自己不是紐約來的可憐猶太小伙子，不然就是下一個彌賽亞。

短短一年之內，我這個全世界最優秀的醫師（懷疑論者）不但接受了針灸，也開始施行按手治療（laying on of hands）。我的內心五味雜陳，這一秒覺得自己有神的恩賜，是萬中選一的幸運兒，下一秒卻又掉入孤獨的深淵。每當旅程中每一次新的經驗，或天空出現的每一道新的裂縫，為我的人生帶來更多亮光的同時，也籠罩了一層烏雲。

不過說真的，按手治療是否只是一種非科學的早期安慰劑療法，或是自以為擁有的療癒能力罷了？特別是最近，按手治療已被視為一種能量醫學（energy medicine），相關的研究也已發現安慰劑療法（實施無治療作用的藥劑）在某些人身上會釋出腦內啡等生物化學物質。《情緒分子的奇幻世界》（*Molecules of Emotion*）的作者伯特博士（Candice Pert）的研究，使人開始明白情緒在保健和痊癒方面的重要性。情緒影響了免疫系統和中樞神經系統，在這情況底下，心智（mind）和身體不再是互相獨立的實體。狄馬吉奧（Antonio Damasio）在其著作《笛卡爾的錯誤》（*Descartes' Error*）中探討西方醫學界流傳已久的謬誤，並明確主張理性（reasoning）不得與情緒分開。心智，或所謂的理性是人加諸於事件上的意義，而情緒則是因應事件和意義產生的影響，高曼（Daniel Goleman）所著的《EQ》一書也認可了這樣的概念。

我一開始研究另類醫學的時候，以上這些著述都尚未出版，無論是診所的合夥人、醫學院，曾擔任婦產科部門主任的斯克瑞普斯紀念醫院（Scripp's Memorial Hospital）同僚都嚴聲譴責，認為我不該接觸針灸，這情況真是夠糟的了。這些醫師根本不知道當時我已經展開了祕密行醫的生活，喔！如果他們知道我也施行按手治療的話，得到的可能不只是訕笑和奚落。

直到一九八〇年，科學才證明針灸治療也會釋出腦內啡，腦內啡是腦部的一種化學成分，能降低疼痛；且直到過去幾年內，神經學家和神經外科醫師才開始建議使用電療法來降低疼痛感。電療法和針灸治療兩者之間的主要差異在於，科學界能宣稱電療法是科學的新發現，與醫學界宣稱運動、節食、禪定以及其他治療和預防心臟疾病的類似方法，皆屬於現代科學的智慧財產的態度，如出一轍。西方醫學透過「證明」針灸，侵占了四千五百年來每一個人所擁有的常識。

就在我頓悟這道理的數年以前，我們這些醫師確實不理會安慰劑的療效，棄之如敝屣。但針灸讓我大開眼界，我再仔細想想，也許身為醫師的我們，可以從這些「敝屣」中學到些什麼。若真能明白安慰劑效應如何產生療效，使醫師可以教導病人如何不靠藥物而自我療癒，難道不是一件令人興奮的事情嗎？

信仰的力量

為什麼我們總是需要找到一個理由，才能相信事情的真偽？雖然科學能為以前無法解釋的某些現象提出原因，或證明該現象的存在，但有時候科學的證據反而應驗了人不需要信仰，信仰因此成了荒誕不經的怪談。若科學無法證明以前不明現象的原因，也無法證明該現象存在，那麼科學家通常甚至會否定現象本身的可能性。信仰在相反的情況中不具相當程度的意義，反而遭到駁斥。然而，人都會希望科學與信仰能更加彼此相合。

病人對於自己、對醫師和治療的信心，也許是安慰劑治療產生效果的原因。無論科學是否找到痊癒的原因，身體恢復健康通常始於信心。然而，即使有共同的信心也無法保證身體的痊癒，因為影響身體健康和生病的變數有許多，若我們沒有痊癒，或無法自我療癒，也完全無須感到內疚或自責，因為嚴責你自己，就是削弱了你之所以為人的榮美。

在我剛開始針灸的那兩年，沒有任何醫師引薦病人給我，因為他們依然相信針灸只是一種安慰劑治療。即便如此，針灸門診依然門庭若市，不是因為門診免費，而是因為有效。即使獲得非專業人士的認證，我仍覺得自己在醫學界愈加孤立。以為自己與周圍的人不太一樣感覺似乎不錯，但等到真正與眾不同，就是另外一回事了，那時你會覺得非常非常孤單。

但有一天，我接到泌尿科醫師打來的電話，找我諮詢關於針灸的問題。我簡直無法形容當時的我有多麼欣喜若狂，終於！終於有同行的醫師引薦案主給我了！我向理查打聽病人的情形。

「嗯，這跟一般的情形不太一樣。」他回道。

「理查，我真的覺得無所謂，快告訴我情形，我很想知道。」

「嗯，這真的非常不一樣。」

「別擔心，若有必要，我也可以出診。」

理查吞吞吐吐，才公布答案，「好吧，我跟你說，其實他不是病人，是一匹馬。」

「一匹馬！」（我實在很不擅長克制自己。）但激動過後，我開始思考：「搞什麼？如果針灸用在馬的身上也有效果，那就不可能是催眠，更不可能是安慰劑。」

因此，我重拾醫學專業的鎮定回道：「沒問題，迪克，但你要先給我那匹馬的病歷。」

「嗯，症狀每年會發作一次，那匹馬叫做『高升』，是很有名的障礙賽馬，牠在交配的時候傷到自己的背。那一家人要我來找你。好吧，坦白跟你說，他們什麼都願意試——甚至針灸也行。」

我不得不摀住嘴巴，才不會笑出來，並想著：「因為交配而傷到背，這也太妙了，我想這匹馬應該很有復原的決心。」

第二天，我去到馬廄，除了「高升」的家人之外，還有一群旁觀者和獸醫也圍在馬的旁邊。如同任何教授級的人物都會展現他的外科醫術一樣，我用手輕輕觸摸馬的身體，檢查牠的背部。我不知道曼恩醫師是否會替馬蹄把脈，但基於謹慎周全勝於血氣之勇的緣故，我想把脈應該是不太需要。

我一邊猜想人類做愛時，可能會扭傷背部的哪個部位，一邊熟練地將兩吋的針插進馬背，我的動作像療癒了數千匹種馬的醫師，就像中國古代聖人一樣泰然自若。那匹馬突然抖了一下，而我已經感覺到周圍的人對我的認同。頓時每一個人都對我肅然起敬，我則一派瀟灑輕鬆的樣子。

拔針的下一秒鐘，他們就幫馬上了牽繩，馬兒走動時已經不再一跛一跛，我把針丟到地上，慢慢走開。那時要是現場有護士能幫我脫掉長袍和手套的話，那畫面就更帥了，像美國西部電影《龍爭虎鬥》（*Gunfight at the O.K. Corral*）裡的決戰場景一樣。雖然這不是最頂尖的西方醫學，但我向你發誓，這些都是真的！

第二天我又幫「高升」針灸了一次，牠的步態和步伐也逐步改善。馬兒分別在三個時間點針灸。一個月內，牠又回復活力，我也很興奮，以一種知道自己在做什麼的自信，迎接成功的曙光。

「高升」復元之後，大約過了一個月，我的醫師同僚又在斯克瑞普斯紀念醫院的醫師休息室裡面諷刺我說：「你還在幫人針灸嗎？想想六〇年代時，你還幫人催眠，我說保羅，你為什麼總是要搞東搞西呢？」當我正準備起身逃離的時候，有個拯救的聲音，壓制了這群折磨我的人，那是引薦「高升」給我的醫師理查的聲音。

「其實我看過保羅幫一匹馬針灸，牠是一匹世界級的障礙賽馬，背部受傷，針灸治療之後現在已經痊癒了。而且又回復昔日雄風，甚至比以前表現更好。」

我鎮定地看著理查和那群醫師，不但不就此打住，反而決定孤注一擲，我跟他們說：「我必須坦承，治好那匹馬的並不只是針灸，而是我的**信心**，我這輩子從來沒有這麼深切地希望一件事情可以成功，所以才治好那匹馬的！除了我心中那股迫切的希望和絕不動搖的信心之外，還有馬兒對我的信任。我跟你們說吧，那是心電感應的極致表現。」

所有的醫師都瞠目結舌，休息室內嘈雜的聲音此起彼落地說：「胡說八道！把馬治好的是針灸！」

沒錯！人從一系列可笑的選擇中，挑出最不令人排斥的，然後以為那就是真實的世界。只要我一提信心療法，其他醫師就會比較願意接受針灸治療。只要超越這些比較，就算是得到智慧，人生就是這個樣子！

我所說的信心（faith）和信念（belief）不全是玩笑話。去過史丹佛大學之後的那三年期間，雖然一開始百般不願，但我也開始領悟醫師跟病人之間信任感的重要性。如果病人在針灸的時候，能接受我給予的幫助的話，就更有可能產生療效。醫師和病人之間必須有基本連結的關係，才能引發療癒的過程。這種關係，就是信任的關係。

信任之所以能帶來療效，是因為信任能夠產生情緒反應。若我能事先給病人希望，讓他們對即將插入皮膚的針有所期待的話，在那個時刻，他們就能與我一起相信針灸是正統療法，齊心相信，針灸能成功療癒他們。是不是安慰劑效應，沒有人在乎！重要的是，針灸的確有效！雖然這聽起來很荒謬，但這很有可能就是我和「高升」之間的關係。所有的動物訓練人員都知道，要跟動物之間建立良好關係的關鍵，就是產生「信任」。這股信任的力量，使身體能釋放出促進健康和治療的情緒。

如此看來，人可以在領受（accept）治療的那一刻找到健康，因為那一刻，仰望的那時，必得著健康。

我懷疑地想著：「即使針灸療法的療效未經證實，卻仍能使人健康，這樣的話，那針灸又何妨呢？如果用比較沒有醫學根據的方法瞎弄能夠成功，那何不試試比那更有根據的方法呢？人已經知道心智與身體兩者密不可分，因此，若真有所謂的身心障礙疾病，為什麼不能有身心健全呢？我們是否有必要做些什麼，比方說開藥方，才會有醫師的樣子？什麼事都不做，有時候是否也等同於做了什麼？」

我會在診所合夥人休假時幫他們的病人看診，但我的治療並不是對每個人都有效，即使診斷無誤，下藥正確，病情卻不見起色。合夥人回來之後，會優先為這群病人看診，做出相同診斷，給予相同的藥方，唯一不同的是，他們的病情逐漸好轉，因為他們信任我的合夥人，並對我的合夥人有信心，那是啟動療癒過程必備的神奇藥水。

我內心之前就已明白，要完成療癒，仰賴的是醫病關係。《聖經》中有一句話：「有兩三個人奉我的名聚會。」這句話不斷在我腦海中迴盪著，句中耶穌指的是他自己，但是我也相信他所說的「名」，涵括了所有以忠誠的信任相互連結的聚會。聖女小德蘭（Saint Therese of Lisieux）曾說：「唯有信任，使我們彼此相愛。」

我愈來愈相信兩個人之間的信任以及產生信任的當下能帶來療癒，並希望能進一步加以研究，所以我開始在家看診。有一天，有對父母將一名二十五歲的女子抬進我家，這名女子名叫珍，患有緊張型思覺失調症（Catatonia），並長期服藥。珍沒有穿鞋，兩隻腳上穿著不同顏色的襪子，我請珍的父母把她抬到游泳池旁邊的椅子之後，與我太太待在客廳，讓我們獨處。我坐在珍的旁邊，想起當代靈性導師達斯（Ram Dass）去精神病院，坐在他哥哥身旁，試圖進入他哥哥精神失常狀態的故事。

於是我進入禪定，希望能進入珍的意識裡面，並在某程度上，也變得跟珍一樣患有僵直症。我們兩人都沒有發出聲音，就在那兒坐了至少一小時之久，最後她冒出了一句古英文，打破了沉默，而當時我仍在催眠的狀態裡。

「汝是何人？」

「你的學生。」我回答。

她繼續說道：「汝欲學何事？」

「人生之道。」

「吾人可否在汝之河中游水？」

「誠可為之。」我說。

聽及此，她衣服也不脫，就跳入池中，濺起水花的聲響中斷了我的思緒，我不知道該怎麼辦，所以決定什麼事都不做，看看她是否會救自己。她在非常冰冷的水裡游了大約十五分鐘，然後優雅地走上岸，走回來。

我叫女兒拿一些乾的衣服給她替換。她道謝之後，便跟著父母一塊兒離開。

六週之後，我接到一位女士的來電，她報上自己的名字，問我是否記得她。尷尬的是，我已經不記得了。她給我提示：「我是那天跳進你家裡泳池裡的那位。我聽說你是婦產科醫師，所以想問你可不可以開些避孕藥給我。」

「沒問題。」我說。她告訴我，現在的她已經完全不需要依賴藥物，一切安好，並打算回去當職業運動員。

半年之後，珍的母親來電，說她的女兒過去那幾個月的復原情形都極為良好，但珍去複診，精神科醫師說她應該繼續服藥，因為這只不過是症狀減輕而已，談話的最後，珍的母親說，她的女兒現在又回到精神病院療養。我不禁想著，難道這意味著：珍又再次回到她精神科醫師的信仰體系裡了嗎？

珍的案例蘊含了什麼訊息？我並不是說跳進游泳池能治療精神病患，但我覺得療癒他人的魔法，無論是精神上或身體上，是藉由進入他們的真實世界，使他們能循序漸進恢復健康。我一直懷疑那名醫師認為珍有必要恢復用藥，其實是為了確立自己有高明的醫術和能力，而他的這個舉動，也讓珍失去力量，只能永遠被視為僵直症的患者。

若真是如此的話，那麼任何人，都有療癒或摧毀另一人的潛能，也擁有讓另一人生病或不舒服的能力。難道你沒有因為某個櫃台先生或小姐，而讓你開心或掃興的經驗嗎？我們不能輕忽人際關係的力量，及其對健康和疾病的影響。

許多年前的某一次，我在一號公路上開車往南，經過加州大蘇爾（Big Sur）的時候遇到一般的路面施工，有個男人帶著一頂黃色的工地帽，手裡揮著「慢行」、「暫停」的牌子。我看著他在烈日底下揮汗如雨，心裡想著：「這工作真是糟透了！」

當時，我實在想不到還有什麼比他的情況還糟，人生應該還有某些工作比拿著一根像棒棒糖一樣的黃黑色牌子引導交通，還要來得好吧。「饒了他吧！」我心裡有股扯掉他手裡那根牌子的衝動。

就當我要開車門的時候，腦海裡有個沈靜、堅定的聲音說道：「保羅，他今天所救的人命，比你從醫以來所救的還要多。」即使到現在、直到今天，我每次經過這些工人時，都會停下來跟他們說聲：「謝謝！」這些無名英雄年復一年施行療癒的能力，但我想他們應該不了解自己的貢獻有多麼偉大。

重新歸零

剛畢業時，我基本上就表明：「放心把生命交在我的手中吧，因為我是醫師，我什麼都知道。」一個由醫學單位認證的全知者，就此誕生。對我而言，醫病關係就像父母和孩子的關係一樣。整個醫學訓練的過程，從進入醫學院開始，經過實習階段，到實習醫師培訓，形塑出對病人呵護備至、負責任的醫病關係。醫師不認為病人本身也會影響健康或疾病的形成，或甚至是完全忽略這個層面。然而，在今天的二十一世紀，事情開始有些改變。

曾經是永遠都不會出錯、全知的我，現在已能漸漸體會無窮的希望之泉——**找回初心**——的好處，抱著初學者的心態，享受不全然知道的喜樂。初心使我對於醫者和受醫者之間的治療機制產生懷疑，放棄全知者的角色使我了解信任不僅是醫病關係中的一把鑰匙，更是保持健康的關鍵。

此時的我正處在一段尋求真理的痛苦時期，我無法證明那些我感受到的是真的。從前我的人生充滿了確定，雖然現在已經變得不確定，但我也開始了解不確定性是使一切變得可能的禮物，能使人生變得無限寬廣，自由奔放。

接納初學者會遭遇的不確定性，是我邁向健康所跨出的其中一步，也是你在健康這條路上的其中一小步。要學著像初學者那樣思考，必須質疑你周圍的真實世界，拋開必須參透萬事的包袱。有了這層體悟，你就能達到某種層面的健康，即相信不確定性，並在其中找到平安。基本上，體驗人生中的轉折，就是體驗健康。不要把「不確定」視為對生命安全的威脅，這不能使你得到自由。接納，才是自由之道。

每一分、每一秒，你都有可能找到與你有緣的佛陀。

盼望與無助

2

在動靜之間，
存在著盼望與無助的平衡。

如果針灸使我從全知者轉變成初學者，那麼婦女運動就是猛然把我推離醫師自認為「把你自己交在我的手中」的那隻手。

我還記得有些早期女權主義者根本就不是走進我的診間，而是大搖大擺地跺進來。當我問「親愛的，你今天哪裡不舒服啊？」等例行性問題，就會被他們打岔：「聽著，我的名字不叫『親愛的』，我也不會叫你『愛人』，還有，我有念珠菌感染，ㄋㄢˋ ㄓㄨ ㄐㄩㄣˋ。」

這些女權主義者痛恨閒聊寒暄的程度，比痛恨男性婦產科醫師更甚。事實上，我通常都沒有機會提出例行的第二個問題，即「真的嗎？你上一次的經期是什麼時候？」

跟七〇年代的女權主義者相處並不容易。我接受的訓練要我當一個全知者，他們卻挑釁我的權力，不但知道自己得的是陰道感染，甚至還知道是哪一種感染，無一例外。真是膽大包天！我有些惱羞成怒，不情願地開了治療念珠菌的藥方。

但她們看了反而火大，每個人都退回處方箋，跟我說：「我不想吃這種藥，現在已經有新的藥了。」我聽了不禁暴怒，問道：「你怎麼知道？」然後她們會把一本被翻得爛爛的《仕女》靠近一點（*Ms.*）雜誌丟給我，回嗆道：「從這裡知道的，我要的是這個。」

我搖著頭把史坦能（Gloria Steinem）編的那本雜誌還給她們，咕噥著：「靠近一點《仕女》是懂什麼？」

約莫兩個月後，我非常懊惱地發現《美國婦產期刊》（*The American Journal of Obstetrics and Gynecology*）發表了一篇重要的文章，介紹抗念珠菌陰道炎的新藥，而且那種新藥跟《仕女》裡面所說的是同一種！從此以後，為了能繼續在醫學界立足，我每晚睡覺前都會認真翻閱《仕女》、《柯夢波丹》等雜誌。

我因為針灸而覺醒，也因為婦女運動而成長。我知道自己不再獨掌大局。恐懼沈澱過後，我的呼吸變得比較順暢，頭髮留長了，黑色的西裝換成牛仔褲，白袍束之高閣。

我也跟著成千上萬的婦女，一起被解放了。

哪些情況下是你的責任，哪些不是

新世紀覺醒運動和整體醫學（holistic medicine）直指病人為健康和疾病自我負責的重要性，然而，要求病人為自己負責，往往導致身心不健康或走投無路的人因為以為疾病是自己引起或無法自我治療，而覺得自己非常失敗。若因此要大家相信人生的一切順逆，都是自己一手造成的，而每一次的創傷，都是人生給我們的功課，未免過於單純。

若你在加州的話，最好不要在過馬路時被車撞到，因為這種事情常會引發旁人真切地問候，他們更會指責你說：「你怎麼會讓這種事發生在你身上？難道你不知道車子移動的速度有多快嗎？太好了！你一定能從中學到些什麼！這經驗真是太深刻了，這裡面一定蘊含了雖然沉重，卻深刻的教訓。」加州人真的深信每件事情發生的背後都有其意義。

無獨有偶，我也將人生視為一種隱喻。我認為人生就像一場遊戲，然而，若我企圖了解別人玩的是什麼遊戲，就不是活在自己的人生裡。你不能解釋別人的人生，只能為自己的人生經驗提出解釋。但請記得，有些事情的發生是沒有原因的，我們必須要知道如何分辨其中的差異。

當我們說人要為自己的健康負責，不是說你和疾病之間存在直接的因果關係，也不涉及任何論斷、指責或責任歸咎。「負責」的意思，簡單來說，是順應人生中各種事物、為自己的行為負責，學習生命的功課。如果事件中沒有任何訊息，那就是沒有，發生在我們身上的不幸可能是偶然，我們面臨的情況也可能沒有什麼重要意義。也許有時候我們能找到「上天不會給你超過你所能承擔的人生的挑戰」等箴言來解釋不幸的事件，但有些時候生病並沒有什麼特別深層的意義，或什麼需要學習的功課。無論在哪種情況下，你唯一的責任就是辨別這兩者的可能性，並暫時什麼事都不要做。

絕大多數的情況下，加諸於事件上的意義使我們抽離了感受，被理智綁架，但真相往往存在於感受中，或說是身體的心裡面。這種預感常能扮演警報器的功能，身體的感覺是人類傳承的產物，運作了千萬年之久，一切事情都逃不過身體的法眼。

「為健康負責」不表示你和疾病之間存在直接的因果關係。

理智，或說是頭腦的心，能為人生發生的事件賦予各種意義，而賦予或擷取各種經驗的意義，常常是我們給生命本身的禮物。不幸的是，若先前所設想的，使我們誤以為現在與之前的情形相同，就會蒙受極大的苦難，產生當下的錯覺。因此，當我們要做決定時，必須保持開放的態度，好好運用你所有的感官和智識。

良藥指的不是傳統醫學，也非整體醫學，而是當時有效的藥，並能照顧到醫療的各個面向。若我被車撞了，請不要用念珠、羽毛或一大堆針替我治療，只要帶去最厲害的急診室就好。

當時那種情況之下，我要找的是能放心把性命交在他手中的醫師。我絕對不會訪問當時參與的人，或核對他們的宗教信仰，只要信任傳統醫學和看護就行了。雖然他們非常積極努力要療癒我——當然是透過手術和藥物——但使我慢慢恢復健康的，是對於這些醫護人員的信任，而不是對醫療技術的信任。除此之外，還有更多方法能夠幫助我復元，包括禪定、飲食控制、運動和一些想像，也許還包括更重要的一點，就是自愛。一旦脫離險境，我需要一位相信病人也該為自己的健康負責的醫師，協助我復元。

這本書並不是要指責或貶抑西方的傳統醫學或整體醫學。現代西方醫學是人類史上最大的成就之一，除了自身領域中卓越的重要突破之外，幾乎所向無敵，最有效的，當屬急診室醫師為重症病人進行的臨床醫療了。

然而，西方醫學在治療慢性病患這方面，可說是一敗塗地。當你罹患慢性病，就必須透過生命改變之後的自我反省，主動、積極地恢復健康。

不過，西方醫學卻經常奪去慢性病患的力量和尊嚴，使本來就已心力交瘁的病人顯得更加無助膽怯。醫師沒有明說的那句「交給我」，隱含了一部分的自滿，以及一部分的愛護和關心。這種醫師同時是治療成果的既得利益者，通常也承擔了病人生命的所有責任。有時候，這種錯誤的奉獻精神與其說是滿足了病人身心的需要，不如說是滿足了醫師自大的需求。

無助裡的功課

在我接受醫學訓練的期間，曾經遇到一名少女在分娩的時候心跳停止，讓她重新活了過來的是我和另一名住院醫師。一九六〇年代並沒有體外心臟除顫器電擊，讓心跳停止的病患再次醒來，只好割開胸腔，手動按摩心臟，使她恢復過來，而她果然活了過來。幾天過後，她心跳再度停止，我重新割開胸腔之後，她又活了過來（好玩的是，那位病人後來變成護士），所以當時大家這樣叫我：「不怕死的勇者，讓他們都活過來吧！」從那時候開始，我就被分配到另一個專門外科，照顧重症病人。

那時候的我覺得自己無所不能，好像得到高強的法力，這情形一直持續到我自己開業的第一年，當時有一個育有五歲小孩的母親，在一場普通的子宮切除手術的過程中停止心跳，我和麻醉師兩人完全束手無策，只能看著她死去。突然之間，我那戰無不克的加持力消失了，變回平凡人。

醫學技術製造了一種假象，好像醫師不僅可以延緩老化的腳步，或阻止死亡的發生，也能夠使死者復生；醫學院則是眾人嚮往、充滿希望的朝聖之地，在課堂中，儀器的控制裝置能偽裝成希望的象徵，學校絕對不會告訴你，有時候，你也可能感到無能為力。

其實我早該在七年前，我父親過世的時候，就學習「無能為力」的功課。我跟我父親每天都會通電話，那時我還差九個月就要從醫學院畢業，有一次要掛電話之前，他跟我說：「我下禮拜大腸癌要開刀，只是小手術而已。」聽到這消息，我立刻趕回家。手術之後，醫師說：「一切都很順利，只需要做結腸造口術，我們要在他的肚子上開一個孔，讓他透過那個孔排便，他很快就會習慣的。」所謂醫學，往往都是由血汗與淚水交織而成：包括病人的血、醫師的汗和家屬的淚。

醫師離開之後，我從後面的樓梯上樓到恢復室，他的臉色看起來很蒼白，我量了他的脈搏和血壓，脈搏很微弱，血壓則幾乎測不太到，幾乎是處於休克狀態。我立刻叫護士拿「力復非他」注射液（Levophed），那是一種用於心因性休克的藥物。

「你是醫師嗎？」護士問道。

「還不是。」

「那就給我滾開！」

「但再過九個月，我就是醫師了，而且我爸爸快死了！」

「滾開！」她一邊大叫一邊呼叫緊急狀況。

時間停了，我父親的心跳也跟著停了。

大家都還沒趕到之前，他就已經過世了。我在恢復室外面大發雷霆：「你們大家到底死去哪裡？醫生——醫生到底死去哪了？」

對於病人和家屬而言，那種註定的無能為力，使人軟弱異常；但對於醫師來說，無能為力卻代表自己醫術不甚高明。經過很久一段時間，我才了解，無助和死亡都只是放手的一個必經過程。而父親的過世，就是在候診室遇見佛陀的例子：教我如何面對自己的無能為力，而這是人無法一次就學會的功課。

許多像是《時代》和《新聞週刊》的雜誌，每年都提出癌症的新療法，或吹捧生物科技的神奇魔力，這些都使醫師愈來愈難誠實面對，原來做醫生的也有無能為力的時候。同時，對抗慢性病的全面性戰爭，仍舊艱困，每一次的治療，都可能產生醫源性（因為治療引起的）的問題或恐怖的疾病，這些都曾被譽為醫學上的偉大成就，現在卻充滿了無法預料的後果。舉例來說，醫源性疾病發生的機率持續倍數成長，如同我們所看到的，曾經有藥可醫的細菌，經過突變之後，變成有抗藥性的菌株，導致最後每一種新藥，都會伴隨著各式各樣副作用，不但有害，且會交互影響。

《時代》或《新聞週刊》編織出的希望雖然絢麗華美，然而，有太多的時候，醫師根本無力使那些希望成真。加上病人受到媒體和律師的慫恿，不僅不能接受生命必然會走到盡頭，也要求圓滿的結果。我們每個人都在陷在期待的網羅中——人對死亡的恐懼，反而要了我們的命。

原來的天秤漸漸失衡，脫離了現實，倒向滿懷希望的一方。我們所有的人，醫師也好，病人也罷，都應該在某種程度上明白自己的無能為力，才不會變得傲慢自大，或對於圓滿抱著不切實際的期待。人生不是一條容易的道路，有些問題是無法解決的，有時候，接受自己的無能為力，內心才能感受到平安。

我是費了一番功夫之後，才學會這個教訓。我任職聖地牙哥的大學醫院附屬婦科癌症服務中心主任的第一年，曾經動過器官摘除手術。這種手術並不常見，只有當婦女的子宮頸癌擴散，才會需要進行手術。手術過程中會摘除病人的子宮、卵巢、膀胱、陰道和直腸，之後再做腸造口術（在左邊的腹部開一個孔作為排便的末端器官）和迴腸通路術（在右邊的腹部開一個孔作為排尿的末端器官）。

羅萍是我開業後執行這種手術的第一個病人，她長得很漂亮，褐色頭髮，年近三十，有一個小孩，當時才剛離婚。手術進行得很順利。手術後她常寫信給我，請我開處方提供造廔袋。因為制度的緣故，加州的醫療補助規定患者必須憑醫師的處方箋，才能拿到造廔袋。（我還真懷疑，到底有誰會為了造廔袋向政府敲竹槓呢？）

羅萍在信裡面也跟我聊到她的絕望和孤獨，我記得，當時我常以她女兒和生命的意義來回信鼓勵她，提醒她們母女何其幸運，能有更多的時間一起生活。手術過了五年之後，我又寫了更多鼓勵的話，因為她不僅沒有死，甚至完全擺脫了癌症的陰影，而我也對自己的這五年來的「治療」沾沾自喜。沒想到一年後，她的信就中斷了，因為她自殺了。

從她之後，我有些病人陸續過世；她是第一位離開人世間的，這位最高貴的佛陀是我的老師之一。她教我，生命的輕重和長短，與生命本身的充實比起來，根本無足輕重。如果一個罹患癌症的人，擁有的只是抑鬱、絕望、孤寂的人生的話，那五年的存活率對他而言又代表了什麼？「如果是馬的話，我們早就結束牠的生命了，不是嗎？」

我無法肯定人生的充實或長短孰重孰輕，但醫學界所謂的「五年存活率」，並未包含「術後人生」的研究。一個空虛的人生有什麼意義呢？這些雖然是困難的問題，但答案其實沒有那麼困難。然而，我很清楚的是，生死的選擇權應該掌握在病人的手中。

你們當病人的，應該像能公正判斷的醫師那樣，對自己的病情瞭若指掌，並參與重要決定的過程。如果今天有兩種選擇擺在我的面前，一是接受類似截肢或器官摘除的手術，一是接受死亡的命運，那我絕不會把選擇權讓給你。我需要花些時間仔細思考這手術對我剩餘的生命造成什麼影響，對我來說，生命並不只是活著。

回想起來，我真希望當時能清楚地讓羅萍了解，什麼是器官摘除術以及手術的意義，我指的並不是技術層面，因為技術層面非常單純。

但事實上，並沒有所謂單純的手術，只有單純的外科醫師。當身體被入侵的時候，整個身體都會哀哭，人的完整性，包括身體或情感的完整性，都受到侵害。至於手術、放射治療和化學治療，這些的社會心理影響層面都相當龐大，所幸現在醫學院已經開始將這道理納入學校課程。

但羅萍生得太早了，我從未讓她有拒絕接受手術的機會，也沒有跟她說如果不動手術的話，大約一年之後癌細胞可能會破壞腎臟，若沒有手術的話，也許會因腎衰竭而沒有痛苦地死去——死亡的過程將會緩慢而安詳。我從未告訴她，她也可以保有完整無缺的身體，離開這個世界。

另一方面來說，也許因為這五六年來有女兒的陪伴，反而使她的人生變得完滿，這些我都無從得知，我只知道，身為醫師的我並沒有讓她有所

“ 人們恐懼死亡，反將因此喪命。 ”

選擇。人活著的意義，在於有所選擇，但我卻主導了一切。我在她人生的畫布上隨意揮灑，把自己的選擇當作病人的選擇。

我們當醫師的，現在會很仔細向患者解釋所有各種可能的併發症，這些基本上都只是履行醫學界的「米蘭達權利原則」，盡告知患者權利的義務。遺憾的是，醫師履行這些原則多是因為害怕醫療糾訟，而非真正希望患者經告知後而同意。詩人艾略特（T. S. Eliot）在其著名的劇本《大教堂凶殺案》（*Murder in the Cathedral*）最後一句說道：「人最嚴重的背叛，就是為不當的理由，做出正當的事。」用這句話來形容真是再實在不過了。

自己開業的那些年，我會為過世的癌症病人感到傷心，或因為分娩結果不盡人意而產生罪惡感，卻很難將這些情感清楚描述出來。新生兒的先天性異常不僅摧毀了父母，也將我吞噬。即使先天性異常無法預防，我還是不免覺得是自己的失敗，並反覆想著：「我可不可以早一點發現呢？一定有什麼是我之前就可以做的。」

對我而言，產科的壓力遠遠大於癌症手術。進行癌症手術的時候，成功是可

> 接受自己的無能為力，內心方能平安。

喜可賀的事，失敗則是預料中的事。但在產科，人們將不甚完美的結果都誤以為失敗，若母子其中一人有任何差錯，第一個問題一定是：「主治醫師是誰？」醫學訓練告訴我，要為所有可能發生的情況起責任，只能成功，淺嚐稍縱即逝的甜美果實，然而，失敗帶來的苦澀後勁之大，卻久久不能散去。接納人生中的不完美和死亡，對於醫師和病人的健康幸福非常重要，但從來沒有人——沒有任何一個人告訴過我這個道理。因此，我希望醫學的教育內容，能多探討人類在一生當中必然會面臨的脆弱。因為，醫師對於生命的脆弱本質不自在，往往被解釋為冷酷無情。然而，脆弱才更顯現出人性，因為脆弱使人顯得尊貴。

在這個科技一日千里的時代，還有誰會教導人面對無能為力呢？科學帶給人類脫離死亡、疾病和失敗，得到永恆救贖的希望，但有誰會向我們解釋科學無法為人類實現的願望？是誰無助地等候醫學發生新的重大突破？又是誰犯下了無可挽回的錯誤，承受著內疚和他人的指責？這些都不是由科技承受！因此醫師鞠躬盡瘁，死而後已，病人也覺得遭到背叛。希望往往都不是來自於相信，而是來自於恐懼。

健康就是有所選擇

健康和療癒，其實就是在希望和無助之間找到平衡。身為病人的你，應該有權利選擇一個除了分享成就之外，也會與你分享他們的痛苦、焦慮和挫折的醫師。醫師往往會隱藏自己的情緒和感受，沉溺在慢跑、暴飲暴食、酗酒、毒品、工作之中，或甚至是不斷一味地追求愛情，大多數的醫師沒有體認到一個道理：醫師也是「人」，他們和病人同樣脆弱。

接納無能為力的時刻，並不一定是失敗的表現，而是放下自己想要控制的欲望。無條件的投降或無助的狀態，也許是邁向信心的第一步；在這情況之下，接受自己的無能為力，也可能是通往健康、療癒和自由的道路。

你是否也承認，有時因為無法控制，造成無助的感覺，若是的話，你是否願意與他人分享這種脆弱？是否願意顯露自己有能力控制的錯覺？若是的話，你將

“人活著的意義，在於有所選擇。”

不再感到孤單。人們相信孤獨和失去自我會讓人罹患癌症，因此，承認無力感和自己的平凡，真的可以救命。

讓我們繼續充滿盼望，畢竟盼望能帶來永恆。真正的勇士知道何時須褪下戰袍，才能來日再戰，一個睿智的年邁戰士知道何時該投降，也知道什麼都不做，往往是最有效達成目的的方法，他知道如何在懷抱希望與無能為力之間保持平衡，這就是他得以活到今天的秘訣。

我記得以前曾經協談過一位婦女，她因丈夫離開而情緒遭受嚴重的打擊，我因為不知道怎麼幫助她脫離消沉而感到無力。在挫折感之下，我只好用手蓋住眼睛，低下頭假裝為她感到同情，但其實我已經睡著了。

我醒來之後尷尬地抬起頭，透過十指張開的手掌偷偷看向她，假裝專心聽她所說的每一句話。她看著我說道：「布倫納醫師，你是我遇過最好的一位醫師，我現在已經覺得好多了，明顯有解脫的感覺。是應該要放下我對先生的執著，好好過我自己的生活，謝謝你所做的一切。」

「喔，這都是醫學奇蹟的功勞。」我這麼回她。她的盼望與我的無力，在行動和存在的那個時刻，彼此融合。

這些經驗讓我愈來愈認識自己，使我變得更有韌性、更願意讓病人了解他們對於自己的健康所應負的責任，我變得更加軟弱、沒有自信、更願意放棄、更誠實、並因此變得不那麼孤單（噢！對了，我也不那麼容易因為睡著而產生罪惡感）。

我不要帶超人娃娃了

我曾遇過一個三歲的小佛陀，他的名字叫艾瑞克，艾瑞克的生父在他還未出世的時候，就因為癌症過世，他本身則罹患俗稱威姆氏腫瘤（Wilms tumor）的腎臟癌，所以出生沒多久，就開始接受化療。直到他過世之前，都像禪僧一樣留著光頭。

艾瑞克的母親珍妮特在艾瑞克一歲的時候再婚，嫁給霍華，三年之後，珍妮特夫婦兩人帶著艾瑞克來找我，希望我能在他化療的過程中加入整體醫學。一起進行療程的時候，我有機會教艾瑞克禪定，我要他像祈禱那樣把兩隻手合起來，然後一邊慢慢把兩隻手分開，一邊想著兩手的間距，我很驚訝他竟然可以這麼快學會禪定。完成練習之後，艾瑞克會對我笑一笑——沒有說話，只有微微一笑。那天傍晚，他很高興地跟他爸媽說他可以「看到粉紅色」。

艾瑞克會利用禪定來幫助他做決定，例如決定要不要接受化療，或甚至要不要去醫院。若「有想到粉紅色」就是要去，若沒有則是不要。他的父母全然接受他的決定，因為他們明顯感覺到，他不僅對自己的病痛瞭若指掌，也跟病痛有深厚的關係。

當艾瑞克真的去醫院的時候，總是會把超人娃娃和星際大戰的黑武士帶在身邊，一右一左，我想心理學家榮格博士一定會感到非常驕傲。

艾瑞克病情一次又一次的緩解與復發，五歲的時候，癌症掌握了絕對的主控權。在最後一次去醫院的途中，他告訴父母說：「我不要帶超人了。」幾天之後，他回到家裡等待死亡的降臨。我前去探望他，希望能做些什麼救他脫離痛

> 接納無能為力的時刻，
> 就是放下自己的控制欲。

苦，完全忘了無助的道理與教訓。

艾瑞克在電視機旁邊玩著玩具，母親坐在房間的另一端，我坐在他旁邊的椅子上。我不斷問自己，有沒有什麼是我可以為他做的，雖然身體一直告訴我：「沒有」，但我仍非常渴望奇蹟出現。最後，我極度沮喪（無助）地脫口而出：「艾瑞克，我可以為你做什麼？」

他直直看著我的眼睛，第一次開口跟我說話，嚴厲地責備我說：「你不是已經知道『不行』了嗎！」那一剎那間，我知道我遇到了大師。也許是因為罹患癌症的關係，艾瑞克還在世的時候，就已經認真地感受他的身體，並用心活著。因為小小年紀的他某種程度上，就已知道他與每個所遇之人都是一體的，所以艾瑞克和他人之間沒有任何距離。艾瑞克全然接納生與死，活在一種純然合而為一的狀態裡，是將無助和健康兩者結合的導師。

在這本書裡面我大部分都使用化名保護當事人，唯獨艾瑞克，因為他是我人生的一部分。這名五歲的小男孩身上有無限的寬廣，是個真正悟道的人。即使他一生短暫，卻生得健康，死也健康。人的智慧與年齡無關，而健康也無關生病。艾瑞克使我們明白如何成為真正的人，他活出人類潛能的極限，至今，他仍是我的心靈導師。

這些寶貴的經驗，使我擁有在「希望」和「無助」之間平衡的能力，我希望你們也能有這樣的經歷和能力。接納「無助」，接納身而為人的自己，這就是尊重你的平凡。而接納了平凡，會使我們更靠近健康，更接近身體的自由。

人生的比喻

3

人生就像在沙盤中精巧搖擺的擺錘，
當擺錘開始擺動，會在最靠近懸掛點的地
方劃出最深的沙紋，懸掛點就是平衡點。
平衡點的位置，介於過去和未來，
我們有多麼執著於過去或期待未來，
意謂當下的我們有多麼痛苦。

你如何分析自己的人生所象徵的意義，甚至包括如何合理化那些意義，都使你在人生中的每個階段，能夠有意識地選擇一條新的道路。若你有所察覺，就會知道人生在每一分每一秒，其實都給你一個嶄新的機會，決定自己要如何參與人生的遊戲。結果都是好的嗎？不是的！但人生就是如此。懷著慈悲的心，不輕易論斷或比較，認真經歷每一次的體驗，就是人生的意義。

意外的收穫

我在一九七四年受邀到台灣的台北醫學院演講，探討胎兒的肺成熟度。去台灣之前，我不經意向一個病人喬安提到那次的行程，所以喬安希望我去台灣時，可以去探望她的父母。「當然沒問題！如果時間允許的話。」我回答道。她跟我要航班時間，抵達台北時，喬安的父母舉著「歡迎布倫納醫師和醫師娘」的牌子來接機，讓我們覺得自己好像大使一般。他們夫婦倆帶我們去他們家，並於第二天介紹他們的朋友李醫師給我們認識。李醫師是傳統中醫，也是書法家、詩人、武術專家和占星學家，邀請我們去他家。

第二天早上，我的病人的姊姊法蘭西絲，按照李醫師所給的指示，載我們去到陽明山。那裡很偏僻，狹長土地上只有住少數幾戶人家。李醫師迎接我們進入他簡陋的屋子裡，馬上就吃午餐了。

午餐非常豪華，一開始是鮮美的清湯，他說那道湯是用陳年的橘皮煮的，所以具有療效，我心裡想：「啊哈！就是純正的盤尼西林黴菌嘛！」接著上的菜是檸檬雞、辣魚和竹筍，加上一些中式菜餚，最後的點心則是某種異國水果。李醫師告訴我說這種水果非常罕見，因為蛇也很愛吃。他要夾一些給我，被我婉拒，他笑了笑。

李醫師看起來年約四十，單薄清瘦，身高約一百七十公分的黃種人，顴骨高而突出，襯托著他彷彿能穿透人、杏眼、黑色眼珠，他的頭髮烏黑濃密，全身散發健康的氣息，直到那天傍晚，我才知道原來李醫師已經快要六十歲了。

我們透過翻譯交談，但除了一開始的握手致意之外，李醫師從來沒有正眼看過我。他雖然沒有問很多關於我的人生和診所的問題，卻可以詳細告訴翻譯我的臨床工作、個人特質，或我企圖從人生尋找的為何，大部分的內容都算正確，他對於我的認識超越了語言的限制。

午餐過後，李醫師問我是否有興趣研究針灸，我說：「好呀！」所以他邀請我、喬依絲和法蘭西絲一起散步，不久之後，來到一塊灰色石牆前面，這塊石牆高約三公尺，感覺好高。牆上有一道門，李醫師走在前方，帶我們穿過門。牆的另一邊生機盎然，有綠葉、稻田和水牛，還有工人開心地在田裡工作，和我們剛跨過的狹長貧脊土地截然不同。李醫師停下來說道：「看看你們的右邊，再看看左邊，放眼所見的土地，都是我的。」

我覺得自己好像搭時光機，回到上一個世紀，我只能藉著在心裡祈求著我們不是在尋找那棵分辨善惡的果樹，才能稍微使我回到現實。我們繼續沿著泥濘的小路走了大約八百公尺，路的盡頭是一座神聖的廟，散發著廟宇的安祥和寧靜，外圍是經過整齊修剪的瑰麗花園和灌木叢，精緻的小橋橫跨在蜿蜒的池塘上，五彩繽紛的鯉魚在池塘裡游來游去。

主修藝術的研究生法蘭西絲看得目瞪口呆，那棟建築物有三層樓高，窗戶上覆有彩繪的古代窗櫺，窗櫺上提了一些毛筆字，通向入口的白色牆面上也題了法蘭西絲稱之為「詩意的書法」的文字。她大為讚嘆，問說這麼精彩的詩是誰寫的，李醫師僅簡單謙虛道：「是我寫的。」並點頭致意：「歡迎來到寒舍。」

進去之後，李醫師旋即上樓，過了半晌又現身，他站在樓梯間，眼睛閃著光芒，身上穿著黑絲袍，衣服上繡著一條金龍，從脊椎底部往上延伸到領口處。

他跳下階梯，膝蓋彎曲，在我們腳前降落，表演靈巧的芭蕾舞步，做出「海底針」的太極拳姿勢。他的左手稍微圍成杯子的形狀，優雅地放在左邊的臀部上，右手向前延伸，掌心朝天，右手的拇指和食指握著一根非常精緻的金邊針，針尖呈現銀色。

李醫師的右手已經開始微微顫抖，他告訴翻譯他正在傳遞「氣」，試圖將氣傳到針灸用的針上面，中文的「氣」即代表生命的能量。李醫師示意我們靠近一些，仔細看看他前臂上一道道紅色條紋，這些條紋與曼恩醫師所教導的能量經絡一模一樣，而且李醫師身上的紅色條紋似乎能隨著他的意志，不斷變換深淺。

這真是太離奇了、太震撼了。如果法蘭西絲讚嘆的是李醫師的詩作和書法，我則因為見識到他控制非自主神經系統的能力，而認識人類潛能的更高層次。但驚豔的事還不只如此。

李醫師帶我到另一個房間，牆上掛滿了各種裱框的學位證書，透過法蘭西絲的翻譯，我才知道他的聖所裡面收藏了來自世界各地高官顯要的贈禮。在那房間裡面的時候，李醫師叫我朝他頭上揮一拳，我拒絕了他，雖然他非常堅持，我還是說不要。這時候他吹一聲口哨，一個年輕的學生走了進來，毫不猶豫地朝他的頭上劈一個手刀，他就像在李小龍的電影裡面那樣飛了起來，碰到牆之後，再緩緩地回到地面。還好喬依絲那天有跟著我一起來，因為我真的非常需要有人一起見證那天所經歷到的事，我那天就像被催眠一般，深深為之著迷。

緊接著是沉默，我不自在地環視整個房間，注意到牆上掛著兩隻武士刀，李醫師注意到我看著武士刀的目光，開玩笑說道：「要來場對決嗎？」我不假思索地回說：「不了，謝謝！」下一秒鐘，他遞給我一根雞毛撢子，要我把雞毛撢子當作劍一樣砍他的頭。但我才不是笨蛋，直接把雞毛撢子遞給那位仍舊茫茫然的學生，除了那位學生之外，大家都笑了。

李醫師明顯的幽默感鼓舞了我，因此，我接下雞毛撢子，迅速朝他頭的左邊砍去，他的左手擋住我下一步動作，使我的手自動彈回來，雞毛撢子反倒從我脖子的另一邊飛出去。他的眼神炯炯，微微彎腰鞠躬，溫和說道：「你把自己給殺了。」他的聲音打破詭譎的沉默，我默念著：「你把自己給殺了……你把自己給殺了，我把自己給殺了。」並且鞠躬回禮。

那一瞬間，我明白我並不只是向李醫師學習另外一種醫術，而是來學習人生本身的重要功課。李醫師是佛陀，為的不是要給我答案，而是要教我更深地看見什麼使人生病，又是什麼使人健康。但這問題仍然是我要自己回答：「我是**怎麼**把自己給殺死了？」答案是到了下半年才出現，而且是在瓜地馬拉。

改變的契機：冒險與機會

回到聖地牙哥之後，我開始研究太極拳，太極拳強調禪定，也是武術的一種。太極拳流動的一百零八式，代表接受生命的能量，也代表給予生命能量。在太極拳裡面，四肢必須要緩緩伸展，打開施與受的圓形，代表給予和接受。太極是變化中的平衡，是在運動中的禪定。

我會在中午休息時間，到診所外的一棵樹下，練習這些緩緩伸展的動作。不巧的是，這棵樹就位在斯克瑞普斯紀念醫院的急診室旁邊。今天大多數美國人都已經可以接受太極，甚至還會在老人中心開班授課，但那時候是一九七四年！那些醫師看到我做這些看似僵直症的動作，會轉過頭笑一笑，問我的合夥人說：「他是玩真的嗎？他到底要這樣胡搞到什麼時候？」

雖然我會對同僚心生厭惡，卻不得不說我其實是自找的。每當我們想要學得更多、做得更多、變得更好、得到更多的同時，就是走在一條與眾不同的道路，也必然會與不在相同人生路途上的其他人產生摩擦。事實上，我們每個人都在各自不同的道路上，有時候彼此會有交集，但大多數時候我們必須放手，人生就像是孤獨和凝聚交錯的舞蹈。

為了處理我在醫學界愈加感受到的孤獨感，我開始在每天下班之後慢跑，一次都跑大約十公里到十三公里。一九七六年二月，某個下雨的夜晚，我的膝蓋突然沒力，只好一拐一拐地走回家，並把腳抬高舒緩。我非常生氣地打開電視，看晚間六點新聞，完全忘了我才剛從李醫師那兒學到的功課。電視上正報導瓜地馬拉發生強震的新聞，這時電話響了，是我的朋友雪莉打來的，她問我是否願意加入其他醫師組成的瓜地馬拉救援隊，我告訴她若膝蓋的狀況允許的話，我會去瓜地馬拉與她會合。

幾天之內，我拖著半月板軟骨的撕裂傷，步履顳跚地穿過瓜地馬拉機場航廈，這時有一群美國記者以為我是地震的災民，所以立刻靠過來問說：「現場情況如何？你是不是受了很重的傷？」我都還沒有開始救人，就已經成為英雄了。

我站在那裡，手裡拿著背包，一拐一拐地穿過機場，自以為是要來拯救瓜地馬拉的偉大美國產科醫師。真是自大！我的天啊！婦產科醫師從一開始就不應該出現在瓜地馬拉。這整件事都非常愚蠢。但有一部分的我卻非常陶醉在這極端愚蠢的事件當中，我覺得自己好像英雄之旅裡面的大英雄。

瓜地馬拉的軍官也對我的出現感到困惑，我既不是跟美國紅十字會一起過來，他們也從未聽說過聖地牙哥的救援隊，我就像是一個迷失的靈魂，被錯置在紛亂不堪的國家裡面。那天晚上，我睡在瓜地馬拉空軍基地的飛機棚內，也遇到委內瑞拉的救援隊成員。

委內瑞拉人真是我見過最強壯的人，他們可以用牙齒打開罐頭。雖然我非常崇拜他們，但當他們要拿食物給我吃的時候，我還是拒絕了，因為我當時吃素，喬依絲幫我裝了五磅重的堅果、葡萄乾、皂莢豆巧克力片和葵花子在背包裡。

他們不可置信地看著我，用西班牙文問說：「難不成啊豆仔你是阿弟歐（*ardillo*）嗎？」我不知道他們到底在說什麼，只是笑了笑。接著他們大笑，我也跟著大笑，假裝聽得懂。我被叫了五天「阿弟歐醫師」，等我回家查字典才知道，原來阿弟歐是「松鼠」的意思。

第二天，我膽顫心驚地跟著委內瑞拉救援隊，坐著直升機飛到小小的叢林聚落。他們邊戳我那已經瘸了的膝蓋，笑嘻嘻地說：「欸，阿弟歐，一起跳下去，要不要？」我瞥了一眼放降落傘的貨艙，發現竟然是空的。然後他們又繼續開玩笑，至少，我希望他們是在開玩笑。

第一次降落的時候，我因為沒看到、也沒聽到仍在旋轉的機尾螺旋槳，而直直朝它走去，這時一個委內瑞拉人冒著生命危險一把將我抓住。只要再往前一步，我就會馬上變成高麗菜捲。我的救命恩人輕輕地說：「我說朋友啊，要死也不是這樣死吧！」那一瞬間，我回想到李醫師說的「你把自己給殺死了。」。而這一次，我向這位不知名的委內瑞拉佛陀敬禮。

我又找到得以拼湊出聖杯的另一塊碎片了。李醫師教我的是「你把自己殺死了。」現在，我的委內瑞拉朋友回答了「我**怎麼**把自己給殺死了？」的問題，答案就是：不在當下。健康的祕訣在於「活在當下」，這就是維持生命不死的方法，活在每一個當下，因為下一瞬間，可能就是你最後一次呼吸。

委內瑞拉的救難人員在直升機裡面就能藉由足球場的位置，準確地指出當地村落的所在地，無論多小、多原始的部落，只要有足球場，就可以讓直升機輕鬆降落。足球場還真剛好救了他們的命，拯救總是在最意想不到的地方出現。

村落裡的印第安人大多是窒息而死，地震把他們的泥土屋頂，震成一團又一團厚厚的粉塵，而當地人不免吸入了那些粉塵。每一個村的村民都大排長龍，安靜地等我們為他們治療。他們對於痛的忍受程度讓我大感驚訝。最常見的情況

> 健康就是「活在當下」，
> 因為下一刻可能就是最後一次呼吸。

是，每當臉上帶著微笑的印第安人把T恤脫掉時，我都會震驚地發現手臂上有很嚴重的撕裂傷或割傷。他們不推擠、不抱怨，只是排著隊，互相幫忙，雖然每一個人都受了傷，卻都是醫師，實在很難讓人將他們視為災民。

大多數的印第安人都相信，地震是神的作為，因此人必須接受這樣的命運，好好反省，並從中學習。從一出生，他們就被教導雖然人生難免有困苦，但卻仍是神給的寶貴禮物。

我不禁肅然起敬，為什麼有人可以如此平靜、如此心懷感恩地接受這麼可怕災難，並將之視為神所賜的禮物？我知道他們必然擁有某些我還不明白的道理，因為我感受到他們流露出來的平靜，以及對生命的熱愛，這些都是我從未經歷過的，是超越知識理解的信任。

我不想再走回頭路，並感覺到一股甚少感受到的自由，我在杳無人煙的地方（nowhere）——在無人的此時此刻（now-here）——得到了自由，這裡沒有診所租金問題、沒有醫療疏失問題、沒有地方可以躲藏，更重要的是，根本沒有逃跑躲藏的需要。

另一方面，我的膝蓋是否也有話要對我說呢？也許是說：「不要再跑步了，不要再迴避焦慮了，專心一點吧！」難道慢跑的創傷是為了要震出我潛意識裡對醫學的想法，使我意識到自己如何看待醫學？或者一切都是碰巧，並沒有什麼重要的意義？

現在的我相信，如同電腦解析出我們未察覺的狀態一般，身體也能反映出健康或生病的狀態，因此這兩種相對的狀態也可能會透漏一些訊息。所有的人生狀態，包括疾病、喜樂、災難、恐懼等，都可以視為指引我們回到旅途的安歇之地——自我探索——的象徵。

為自己把脈：化潛意識為有意識

為了幫助你理解人生的各種事件所象徵的意義，請問你自己一些問題，當你遇到反常的經驗或生病的時候，可以仔細想想以下問題：這是否是我應該承擔的？還是我替別人承擔了這一切？這當中是否有什麼訊息？或者只是偶發的事件，並沒有傳遞任何訊息？讓頭腦提出這些問題，交由身體來回答。

如果你傾向用頭腦自問自答，可能會產生利害衝突。舉例來說，若醫師做出診斷，並為病人治病，病人往往會感受到利害衝突；換句話說，醫師或許是既得利益者，因為他能藉此找到進一步的證據，證明一開始的診斷是正確的，但卻會錯失其他矛盾的資訊，導致無法做出更正確或完善的診斷和相關治療。同樣的道理，如果你選擇讓頭腦自問自答，就有可能產生利害衝突，因為自尊心有證明自己是正確的需要。

我的建議是，讓你的身體來回答頭腦所提出的問題，因為身體不會說謊，病痛絕對是真實的。既然我們很難控制與生存有關的自律神經系統（心、肺、腎等等），那就相信它掌握了頭腦所有問題的答案，也相信頭腦能了解應該提出怎樣的問題——就讓潛意識浮出意識層面吧！

了解你的身體語言，學習什麼是身體認為「好」的信號，什麼是身體認為「不好」的信號。身體是有生命的電腦，而你已經承受不起對身體的表達什麼，渾然無知的後果了。

心理學家波恩（Marie Bowen）教我另一個化潛意識為有意識的方法，建議我如何分析夢境和日常生活的反常經驗，十分有幫助。

一、為夢或經驗命名，賦予一個稱號。

二、依序寫下每一個經驗過程中所產生的感受。

三、將夢境或經驗轉化成以「凡……就……」的中國諺語，其實就是做占卜餅乾。

四、根據個人情形修改占卜餅乾的籤文，亦即將諺語裡的「他」換成「我」。

五、試著回想夢境或經驗，並將夢境或經驗連結到你在過去二十四小時到四十八小時所處理的議題。

六、向自己精神宣誓，幫助你處理問題。

七、嘗試拿著某種物品——無論是物件、文字或其他東西——只要能代表夢境或經驗即可，並帶在身上，如此一來，只要在口袋或衣服上摸到這樣東西，你就會記得那天的宣誓。

若我將瓜地馬拉的瀕死經驗轉化成夢境，我就如此分析：

一、夢境名稱：「要死，也不是這樣死吧！」

二、我的感受和情緒：自我批判、感恩、焦慮，最後則是平安。

三、我選擇的諺語：凡不活在當下的，就必然死去。

四、根據個人情形修改占卜餅乾的籤文，我承認：我過著一個沒有活在當下的人生，沒有意識到下一刻會發生什麼事。

五、為什麼人生會遭遇這樣的經驗？我的答案是：我知道這是我尋求了解人為什麼生病，為什麼痊癒的其中一項重要環節。

六、對自己宣誓：我必須隨時保持自覺。

七、直到現在，當我看到或聽到直昇機，都會嘗試專心在當下所遭遇的事情上，現在的我在想什麼？有什麼感覺？又經驗到什麼？直昇機提醒我要回到最初的自己，要趕快醒來！

你可能會認為，這種即時即地的分析非常耗時，其實是縱容自己，為自己想做的事情找一個合理的理由，這我完全同意。

然而，在我們個人的人生旅途上，覺性（awareness）是生命的泉源。我們的生命使人生變得有生命。人生的每一個面向、每一個象徵都是指引我們到下一段冒險的路標。卡斯塔尼達（Carlos Castaneda）著的《老鷹的贈予》（*The Eagle's Gift*）就曾說，這種覺性是我們贈予造物主的禮物。在候診室裡可能會遇見佛陀，人生也可以變得像遊戲一樣有趣，即使人生沒有給你任何訊息，仍然可以視為生命之歌裡眾多音符中間的暫停記號。

赫曼．赫塞（Hermann Hesse）在〈悠遊之歌〉（Wandering）中說道：「救贖的道路不偏不倚：直直通往內心，在那裡單單只有神，單單只有平安。」在瓜地馬拉的時候，透過生命象徵的意義，我重新喚醒心中的內在覺性的能力。當我在那裡服務的時候，絲毫沒有罪惡感，全然沒有失去病人、妻子或兒女的恐懼。

帶著喜樂迎接危機

在瓜地馬拉的詞彙中，你找不到醫療疏失這樣的詞，他們認為凡事都要信任、接受和感恩。美國的醫學界比較像是防衛之戰，而非醫術的展現。醫師因為害怕被判定醫療疏失，而製作病歷和醫療紀錄，或順應法律，而不是為病人著想。如果失去了自然發生的創造力，那醫術何以能稱作醫術呢？

在瓜地馬拉，我了解到自己是自由的——我能根據自己的條件提供醫療服務，也能選擇是否繼續在聖地牙哥行醫，或是重新開始。在瓜地馬拉，瓜地馬拉人全然接受了我——更重要的是，我也完全接受了自己。

類似這種使人生翻轉的啟示常被貶為「中年危機」，好像中年危機是一種病毒，直到成功研發疫苗之前，都需要細心照顧和雞湯的燉補，但這簡直太過侮辱危機的美妙之處了！因為危機，我們才有機會改變，有機會行動和成長，也才有機會重新體會人生抉擇的美好，不願意為新的事物冒險，反而才是真的危險，所幸人生處處有危機。

“你已經承受不起對身體的表達渾然無知的後果了。”

所有對於這場遊戲的質疑，都可歸類為所謂的中年危機，他們的標準說法是：「別擔心啦……一切都會過去的……別人都沒有抱怨……當個成熟的大人吧……努力實現更高的目標吧……人生就是這樣。」為什麼我們不鼓勵人「當個小孩」，重新抓住那曾經擁有的純真，重新找回在尋求他人認同的過程中遺失的東西？

當我那天在無人之地找到自由的同時，也遇到了一位牧師，圓滾滾的身材，態度謙遜，看起來總是很快樂的樣子——就像是從故事書走出來的牧師。他是一個聖人，但尷尬的是我已經不記得他的名字，也忘了他是從哪個村落來的，姑且就稱他為叢林裡的佛陀吧。

他用英文問我，要不要坐他那台破舊的福斯金龜車去探訪災區的村落，每次開車經過路上地震之後的大坑洞時，他都會聳聳肩笑了笑說：「再會！」我們兩人常一起大笑，也多次停下來跟印第安人聊聊。牧師會問他們家裡是否安好，也會問是否遭遇什麼困難，僅僅他的出現，似乎就足以使印第安人得到療癒。

我們遇到的其中一群印第安人當中，有一名男人因為肩膀上受了非常嚴重的傷，所以手臂完全無法活動。我在心裡想著：「我想針灸試試看。」所以我往下看了看——我的老天爺——那裡有一根生鏽的舊平頭釘！我以釘子當作壓力的接觸點，小心不要刺破皮膚。

針灸之後，他受傷的手已經可以全範圍活動，為了證明手已經復元，他露出了缺了牙的迷人笑容，每個人都開心地笑著，那群瓜地馬拉人拍著我的背說：「偉大的聖人啊，偉大的聖人！」噗！我終於不再是松鼠醫師了！

牧師抬頭問我：「你剛剛做了什麼？是怎麼辦到的？」

我回說：「牧師，耶穌只需要出現，就能療癒人，但我需要我的手和生鏽的舊鐵釘才能辦到。」

牧師把我的話翻譯給他們聽，我們坐下相視而笑，笑中帶淚——那當中有喜悅的淚、幸福的淚、也有活在當下感受到自由的淚。牧師最後做了一個禱告：「求神祝福他的手，祝福瓜地馬拉的釘子、祝福我們的國家和人民。」

繼續往前走，我們遇到兩名瑞士的醫師，他們因為有些瓜地馬拉人不願意搭

「人生經歷使生活充滿生命力。」

直昇機到瓜地馬拉市治療而非常生氣，牧師向他們解釋，族人是擔心若最後死在瓜地馬拉市的話，死去的靈魂可能會回不去自己的村莊，所以才寧願留在這裡，靠著信心，接受死亡，如同他們也憑著信心，接受生命一般。那兩名醫師不滿牧師同意村民這些荒謬的行為，大吼指稱他是「愚蠢的共犯」。牧師全然接納了當時的情況，但顯然嘴唇翹得老高的瑞士醫師並不接受。

雖然我對於他們展現的西式駑鈍很生氣，但也知道瑞士人其實反映了我在希望與無助之間的擺盪，對於傳統西方醫學和其他醫學之間的掙扎。我們每一個人，都在不同的時間點，扮演了討厭鬼的角色——但這些討人厭的角色往往都是偽裝的佛陀，為要使他人看見自己。因此，我感謝他們成為明鏡，使我看見自己。

我在離開瓜地馬拉之前的體悟是，雖然臉上的笑容是大多數人唯一的財產，然而，即使在巨大的災難中，他們仍能綻放笑容，反而療癒了前來療癒他們的人。那時是我人生第一次提出質疑：「誰才是真正處於弱勢？

危機讓我們有機會去改變，
重新體會人生抉擇的美好。

誰才是真正無助？」

我們都曾有過基於不正當的動機，在對的時間做出正確決定的經驗，對我來說，瓜地馬拉事件就是如此。然而，是否真的有所謂不正當的動機？人們不是常說人生就像一段旅程，並沒有說人生像某個目的地。

回到聖地牙哥，打開行李，那根忠實可靠、充滿鏽鐵的舊鐵釘從背包掉出來，提醒我可以有所選擇——十字架是自己釘下的，我可以選擇是否要拔出那根釘子。我認真思考有哪些是自己應該捨棄的，然後象徵性地把「釘子」扔了。

我從瓜地馬拉的旅行中學習到，所有的人事物都可以作為象徵，幫助自己明瞭當下處在什麼位置。你可以像詩人一樣，尋找適切的象徵意義或賦予虛無的價值。有時候我和許多朋友會受困於人生某些沒有意義的分析上動彈不得，有些時候那些事件根本沒有任何意義。與你合適的，就虛心接受，與你不適的，也無須強求。

人生就像一段冒險旅程，每個人都有機會爬上內心與外在真實世界的聖母峰，都有機會重新塑造自己。藉由頭腦與感受身體之間的平衡，你不僅能為自己找著真理，也能找到人生的指引和真實。每過一分一秒，你都比前一刻更接近健康。

面對陰影

4

人生充滿一連串的疑問，
而「你」就是答案。

我的身心都已慢慢地被拆解，醫學不過是其中一條絲線。在瓜地馬拉以及回程的飛機上，我意識到自己必須離開醫學界，暫停長久以來從事的醫學工作。

所有的蛻變和改變都蘊含著風險。唯有全然的降服，才可能發生蛻變。只要人生的某一部分發生改變，你的小宇宙也必會隨之重新洗牌，每一次創造性的舉動，都可能導致某些東西的消失，也就是說，蛻變的過程既充滿創造力，也隱含了毀滅的力量。因此，若決定要有所改變，千萬不要以為還有回頭的機會，因為通往過去與曾經的大門，將永遠緊閉。也許你能隱約知道前頭的道路上，可能會遭遇什麼，但當你真正踏上旅途，並不意謂著你所預見的，都必成就，唯一確定的是，當你走完那一遭，必定能尋回你的健康。

人生猶如倒吃甘蔗

既然決定要有所改變，就應該找時間與我的太太深談。光是改變個人的生涯規劃已經相當不容易，若在這過程中加上另一個人，那簡直是天方夜譚。憑什麼她的人生要受我左右？難道她沒有自己的需要，沒有其他的計畫嗎？

從瓜地馬拉回來之後，我和喬依絲商量離開醫學界的決定，也討論是否應該分居，並決定一起去看心理醫師，希望透過心理醫師，來處理共同面臨的壓力與問題。一開始我們對於應該找哪位心理醫師爭論不下，最後才決定兩人找我們家共同的好朋友鮑伯。

我還記得當時搭電梯去鮑伯的診所時，我因為想到可以將心裡的話一五一十地告訴他，頓時感到非常輕鬆。當時我整個人都陶醉在這些全新的發現中，感覺自己非常貼近神。鮑伯在門口迎接我們，他看起來比我想像的還要專業一些。

他開始問道：「好了，你們倆怎麼了？」

我立即脫口而出：「我才剛從瓜地馬拉回來，我在那裡重新審視了自己的人生。待在醫學界讓我覺得快窒息了，所以決定離開現在執業的診所，同時也需要時間，認真想想我的婚姻。」

這時鮑伯已經沒有在聽我說話了，他看著窗外。

我嘗試表達腦中的思緒。「瓜地馬拉的印第安人了解生命，因此我也想要體驗那種自由、簡單的生活。在瓜地馬拉，我可以感覺得到與其他生命的連結，我與他人之間完全沒有隔閡，那種合一的經驗——使人完整的經驗，讓我完全想通了：我不想要被綁住。」

「你有沒有看到那些美麗的棕櫚樹？有沒有看到壯麗的海洋？我就是那棵樹，也是那片海洋，我覺得自己就像雲一樣自由自在，跟萬物眾生再也分不開了。美國詩人惠特曼（Walt Whitman）的《草葉集》（*Leaves of Grass*）不只是詩，它是真的！我屬於萬物眾生的一部分。」

我繼續說道：「我愛我的妻子，也認為自己有能力愛其他人。我不知道自己是不是真的想要離婚，或是不是真的想要分居，我們有三個小孩，難道這意謂著每個小孩都只能分到三分之一的愛嗎？我們不能說，愛這個人，就不愛那個人，愛不能以量計算，而是以質來評判。我想要自由地活著，也自由地愛。」

鮑伯明顯有很大的壓力，甚至把我當作空氣一般，只對喬依絲說話：「喬依絲，他真的很需要幫助。」我覺得自己像個病人，好像病例研討會中被研究的對象。

我知道他很擔心我，但他說出那樣的話，讓我覺得虛偽、空洞。我心想著：「我的天啊！我怎麼能……或怎麼會有人向其他人吐露未經過驗證的道理呢？一個人怎麼可能向別人分享自己的靈魂，卻不會被論斷，或被人說他瘋了？難道我們要藉由欺騙，才能被社會接受嗎？」

我覺得被侵犯，有種受傷的感覺。

那時我發誓再也不告訴任何人內心真實的感受，真希望當時我能記得德國詩人里爾克（Rainer Maria Rilke）所說的「若無智慧之人可以訴說，只好沉默。」

我對心理學失去了信心，因此不再開口說任何一句話。頓時，我成了病人，也失去了健康的狀態。現在我終於知道病人所說「被醫學嚇到」（medically intimidated）的意思了。我慢慢站起來，向鮑伯道謝之後，跟他說這禮拜我可能會找時間打電話給他。

我非常清楚，如果我多待一分鐘的話，可能會把他殺了。我想要離開那裡，想要保持禮貌，想要鮑伯認為我很正常，但那時我覺得自己被騙了。

電梯裡，我轉向喬依絲說：「如果鮑伯說的是我們兩人都需要幫助，那我就不會感到這麼痛苦了。」喬依絲摟住我顫抖的身體，泛著淚光說：「我知道……我知道……」電梯的牆上竟然有鋪牆墊？我想應該是最近裝修的吧，但這比喻也太恰當了——短短半小時內，我就從歡喜的天堂跌落到鋪著牆墊的精神病院禁閉室！我朝牆上搥了一拳。

我以前從來沒有經歷過這種低潮，之後也沒有過。那一天晚上和第二天，我都有一種詭異的感覺，好像失去了什麼，我的靈魂像是走進了最幽暗的夜裡。我還記得那天晚上我明明沿著海灘散步，卻突然停下來找尋某樣東西。到底是什麼東西不見了？我就這麼莫名其妙讓那個混蛋奪去我的靈魂。

雖然我的內心有個聲音告訴我到底自己失去了什麼，但我好像無論做什麼，都無法把它找回來，我覺得自己好像被拔掉瓶塞的酒瓶，瓶裡的靈魂漸漸乾枯。我沿著海灘走著，對海浪不聞、不見，只注意到一堆奇形怪狀的空貝殼點綴著沙灘。雖然當時我還不明白，然而當我呆呆地看著那些生物的空殼的時候，其實是生命，或說是自然，在我面前放的一面鏡子。改變從倒空開始。

那時，我正走在兩顆踏腳石之間的縫隙處，我想不起來，過去曾處理過今天這種走投無路的時候。「人生像一場遊戲？什麼遊戲？」無論是過去、現在或未來，都是虛空。人生並不會因為被比喻為遊戲，就變得比較有趣或容易。

我打給鮑伯，禮貌地請他推薦另一位心理醫師，我告訴他說，因為跟他太熟了，所以如果可以找別人的話，我會比較自在。我不敢告訴他，其實真正的原因是我討厭他。那次經驗唯一的收穫就是知道，原來我有討厭人的能力。於是，鮑伯推薦我另一位名叫吉姆（Jim Thixtun）的心理醫師。

不幸的是，吉姆的診所與鮑伯位在同一棟大樓，也就是說，我必須還得搭同一座該死的電梯。這一次，我沒有覺得自己跟神或誰特別貼近。

吉姆看起來六十歲左右，身材矮壯，一頭灰髮，笑容可掬。他跟我握手，感謝我對他的家人，也就是我的患者的照顧。我坐下，看向窗外，沒錯，還是同樣的樹、同樣的海，同樣的場景，都跟我上次從鮑伯診間的窗戶看出去的一樣。我心裡想著：「我又回來這裡了。」

他首先問說：「發生什麼事了？」我停在那兒，想起自己在鮑伯那裡發誓過，不再向另一個人袒露自己的感覺。

但還好我是個不把發誓當作一回事的笨蛋。我深吸一口氣之後說道：「自從我從瓜地馬拉回來之後，我就感覺自己與萬物眾生彼此相連。你有看到窗戶外面那棵樹嗎？我就是那棵樹，我可以跟那棵樹做愛。我不只會跟樹木和植物說話，有時候我甚至無法感覺出我和那棵樹有什麼分別，我會跟石頭說話，也感覺的到他們的回答。看到那片海了嗎？我就是那片海，我超愛海的氣味和味道，也愛死海浪打在我身體上的感覺，我覺得自己已經得到完全的自由了。」

我接續說道：「我愛我的妻子，但我也有能力同時愛其他人，在我的人生裡，沒有任何其他女人，可以讓我產生愛的能力。只是因為我剛從瓜地馬拉回來，而瓜地馬拉人改變了我的人生，他們教我，生命不只是活著。所以我決定離開傳統醫學界，我不知道將來要做什麼，但詭異的是，我比以前更有活著的感覺。我覺得自己好像惠特曼，覺得自己就是惠特曼作品裡的『草葉』。」

吉姆看著我，一句話都沒說，我們之間，彷彿有一世紀的沉默。後來我注意到他的眼裡有淚，他輕聲地說：「我的天啊……真是太美了！」

就因為從人的口裡吐出的那短短幾個字，我的靈魂又復活了。過了二十多年，每每想到吉姆，我還是忍不住哽咽。至今，我仍然可以感受到第一次經歷失去靈魂的空虛，也仍然可以沉醉在找回靈魂的喜悅裡面。兩位醫師，兩種佛陀，竟然擁有如此大的力量——有力量摧毀，也有力量修復，這真是令人驚訝！

現在我知道，沒有人有能力奪走另一個人的靈魂，同樣的，也沒有人，即使是吉姆，也無法將靈魂交還，只有自己才有拋棄或找回靈魂的力量。但在這條找尋靈魂的路上，我們仍需要其他人從旁協助，這也是我們彼此需要的原因之一。

我想對這世界上所有的「吉姆」，大喊我的讚美、我對你們的愛，也想對這世界上所有的「鮑伯」說聲謝謝，因為你們激起熊熊的烈火，鍛鍊人的靈魂，也給予這段路程中的旅人一個艱難的抉擇，促使他們在堅持自己的信念和隨從他人的信念之間做出抉擇。直到今天我跟鮑伯仍然是朋友（更確切地說，可能在他讀到這本書之前，都還是朋友）。

一九七五年，當不當婦產科醫師，對我來說，一點也不重要，我只是筋疲力竭，好像被榨乾一般，整個人被燃燒殆盡，再也沒有心力戰鬥，或是說服別人關懷有多重要、針灸有多有效、胎兒已經發展出智力，或應該更重視婦幼保健，不是人工心臟、器官移植和其他醫學研究。

我受夠了健康保險（其實根本就是疾病保險）的制度，我很憤怒，為什麼每年都要繳交三萬兩千美元的醫療疏失高額保險金，也很氣美國政府每年揮霍一千九百四十億美元在醫療界。不巧的是，我必須承認，自己是靠著處理別人的病痛和悲劇維生，必須仰賴別人的不幸，來滿足我幫助和療癒他人的成就感，與餬口的需要，而正因為體認到自己是結構裡的共犯，我覺得更加沮喪。

我也知道關於健康，還有更多無形的關鍵要素，是我仍未發現的。我相信有朝一日大家會承認目前的醫學是過時落伍的，但就算真是如此，又該以什麼樣的醫學典範來取代呢？若真的出現與目前相異的醫學，就應該不只是把人一再受傷破損身體，拿來縫縫補補了事。

醫學博士學位象徵著我在醫學結構裡的位置，也代表我對醫學的失望，因此我拿著扁鑽和榔頭，把學位證書從門上拆下來，掛在家裡其中一個很少使用的廁所牆上。

我希望合夥人同意我休一年的假，不用說，他們都支持我的決定。我承認，我在繼續尋找聖杯（也就是了解人為什麼生病，又為什麼痊癒的任務）之前，我在尋找的其實是：自己為什麼生病，又為什麼痊癒，以及我為什麼會死，為什麼會活著。

健康就是誠實面對自己

好巧不巧，就在我從瓜地馬拉回來的那天整理郵件時，發現一些勵志傳單，大部分都不怎麼特別，只有一句話特別醒目，上面寫著：「歡迎參加日記工作坊，我們特別邀請到著名的心理學家普羅果夫（Ira Progoff）前來授課。」普羅果夫認為寫日記是一種很有創意的自我探索，因此四處推廣寫日記的好處。傳單上寫著：「參加日記工作坊，你可以（透過寫字）處理人生中私密、無解的問題，日記是一個安全的地方，你可以透過日記，以誠實的態度，深入了解藏在內心深處的陰影。」看到這裡，我立刻報名了。

我在工作坊的時候，專注處理人生中最主要接觸的工作，也就是醫學。首

“尋回本心的關鍵操之在己，惟旅程經歷仍需相互扶持”

先，我寫下人生中，影響我以醫學為志業的里程碑，接下來以此為大綱完成關於人生志業的文章，或許你也可以考慮把這方法結合到你自己的人生裡。我將那天的文章濃縮之後，分享如下：

我十歲的時候，最好的朋友從大樓跌落，三天後過世，從那時開始，我就決定以後要為他人負責。我認為如果那天有跟他在一起的話，他就不會死掉。我還記得在他死後，我騎著單車望向天空，眼淚充滿了淚水，對天發誓，一、我要當醫生，二、第一個兒子命名為巴迪，三、這一生再也不讓任何人好端端地就死掉。

當我十三歲跟父親說我要當醫生的時候，他非常地高興，即使經濟狀況不佳，隔年還是讓我進入霍奇基斯中學（The Hotchkiss School）就讀，四年後進入布朗大學（Brown University），最後則是紐約醫學院（New York Medical College）。

我本來是讀小兒科醫學，醫學院大四的時候，在紐約市立大都會醫院

（Metropolitan Hospital）的各個部門輪流服務。某一天在產科中心聽到一位患者大叫說：「我要生了！」

我跑到她的病房裡。

「我要生了。」她靜靜地重複一遍。

我問她說：「你怎麼知道？」隨時準備要診斷她的情況。

「聽好了，這已經是我的第五胎了，不要再呆呆站在那裡。」

我大喊請求支援，但沒有人來，等了一會兒之後，我趕快把她推到產房，放上手術台，開始在她的腹部鋪手術單。

「孩子，你不用幫我鋪手術單，這些都是浪費時間，只要在你準備好接住小孩的時候，告訴我一聲就行。準備好了嗎？」

「好了，女士。」我結結巴巴地回答。

「確定？」

「應該準備好了。」

當胎兒的頭露出來時，整個產房立刻變得金光閃閃、炫目奪人，我看得如癡如醉，這時手術台上的佛陀打破了沉默，問說：「還滿意嗎？」我看著她，只說了句：「謝謝你！」從那之後，我就不再考慮別的選擇了。醫學界裡，只有產科能讓患者在離開醫院時，帶著一份大禮離去，對於大多數的手術外科而言，有些患者是不帶呼吸離開醫院的。

住院實習之後，我得到美國癌症協會獎學金，作為專門研究女性癌症手術的基金。醫學院一方面訓練我迎接生命來到這世間，一方面教我如何阻止死神的降臨。其實我所接受的教育正帶領我走向醫學矛盾的核心，即接受生命的更新與生命的盡頭，只是那時的我還不曉得。

我還在讀醫學院的時候，就與喬依絲結婚了。五年內，我們生了三個孩子，分別是布萊德福（為了紀念巴迪）、伊莉莎白和艾琳。我記得那時候我還高傲地告訴喬依絲說：「立業之後就能成家，吃過苦後，就會有富貴。」天啊，我真是太自負、太自大了！

我已經完成其中兩項對神所做的承諾，包括當上醫生，以及長子以巴迪命名。剩餘的人生，我要用來完成最後一項承諾，就是「這一生再也不讓任何人無端死掉。」雖然這只是孩提時候的承諾，但即使長大之後，我也仍然堅守。

這確實是可笑的承諾，但事實上卻也是醫學機構公認的承諾。我常在想，包括我的許多人進入醫學界的其中一個原因，是不是受到自己對於死亡的恐懼所驅使。但在任何情況下維持生命，卻又違背醫學專業的基本原則「以不造成傷害為最高原則」。然而，往往能救人性命的，都會摧毀患者，而當家屬眼睜睜看著這一切的發生時，也摧毀了他們的心靈。

我們一九六六年時，搬去聖地牙哥，並在那兒訓練婦產科的實習生和住院醫師，擔任加州大學醫學院附屬婦科癌症中心的主任，同時開始自己開業。另外我也擔任家庭計畫服務中心（Planned Parenthood）總監，爭取女性權益。我在聖地牙哥設立第一間義診，還取了一個很蠢的名稱，叫做「骨盆腔功能不良門診」。青少年吸毒、懷孕或性病在一九六八年的時候，似乎十分普遍。

我教導婦女如何自我檢測，並建立第一間由非專業人士所經營的婦女門診。不過一個月內的時間，這些人的臨床能力就已經非常接近一般的專業醫療人員。我一方面在高中授課，一方面在全聖地牙哥郡協助設計性教育和青少年懷孕相關課程。

我就像隻醫學章魚一般，將觸角延伸到各個角落。我不知道那些努力是不是因為我需要獲得認可，或是因為意識到還有好多工作尚未完成。因為沉重的工作使我不堪負荷，所以我聘請了另外三名合夥人，協助我分擔迅速成長的診所業務。

與此同時，看到研究醫學重視政府的經費超過重視患者的需要，使我大失所望。專業人員的自尊心凌駕醫學倫理的決定之上；醫療服務的重點往往都放在提升院長的聲譽，而非促進患者的生命健康；醫學院往往假借學術的名義，逃脫殺人罪名；婦幼健康所包含的兩條生命加起來，平均預期壽命超過一百五十年，卻被擱置在一旁，反而專注於人工心臟和器官移植，以及研究如何使人增加僅一個月或一年壽命，而這些對於患者和家屬而言，都勞神傷財。

我對研究醫學又看不起自行開業的醫師的人，很不以為然，他們狹隘地認為「沒有研究，就沒有這個世界。」最後，我也懶得去說服其他醫師相信針灸和其他治療方式的價值，內心沮喪萬分。

透過寫日記，我發現自己很明顯地對於現狀非常不滿。即便痛苦地意識到這點，我還是繼續寫下去，包括對父親過世的無助感、羅萍的事情（器官摘除手術後自殺的女人）、健康保險、醫療疏失和天價的醫療服務，最後是從診所門上拆下醫學博士學位證書這件事。我甚至想要拋棄布倫納這個姓，只要叫我保羅就好。諾倫博士（Dr. William Nolen）曾寫一本書叫做《造就外科醫師》（*The Making of a Surgeon*），我很想寫信問他：「到底有誰要看這本書？」

透過寫日記，我憶起了人生裡面層層累積的熱情和碎片，好好檢視了一番。不管怎樣，我都感覺像被倒空了。這男人的過往已經被鉅細靡遺寫了出來，我看著他的軀殼靜靜躺在我的面前。

下一個步驟，就是仔細探討你人生中的問題。如同普羅果夫博士在日記寫作工作坊裡面所說明的：「與你的工作對話，並相信腦海中第一個針對你的問題而出現的念頭，就是工作對你的回應。」

以下是我跟工作的簡要對話，我希望這方法能對你有所助益，幫助你化潛意識為有意識。

我：「我想我必須要離開醫學界。」

工作：「為什麼？」

我：「我再也無法付出什麼了，我不知道要如何少付出一些，我很害怕。」

工作：「胡說八道！事實到底是什麼？」

我：「我不知道要怎麼面對責任、虛偽、孤獨，甚至是自己的愚蠢無能，我好害怕。我跟那些我罵的人沒什麼兩樣。喔天啊！我跟他們沒什麼兩樣！」

看著我剛寫下的這些話，我吃驚地說不出話來。

工作：「該死的！你所接受過的這些訓練就是要你學會負責，你還記得小時候跟神承諾說你要當醫生，而且再也不要讓任何人無端死掉嗎？」

我：「但我就是做不到。」

工作：「那我呢?!」

我的鉛筆硬生生斷成兩截，我知道工作代表某部分的我，卻又不是我。醫學和我的醫療工作都是我的創作，它們也不想消失，我被捲入內心的摔角比賽裡。我變成了《科學怪人》裡面的法蘭肯斯坦博士了，我創造了一個怪物。

我的手拾起另外一枝鉛筆，慢慢向日記本移動，好像被附身，又開始寫起字來。寫完之後，我看了自己寫的文字，大吃一驚。

我：「如果你不願意為別人負責，那就教別人為自己負責吧！」

這就好像我的身體深處所發出的聲音，而若不藉著工作坊的訓練，我可能永遠也無法頓悟出那樣的道理。

我的下一個方向已經確定。我勇敢面對了自己無法為他人負責的事實，面對了一再否認的陰影、論斷和投射，最後安然度過。我的內心不再懷疑，我手所創造出的東西、心裡的魔鬼、或我的臨床工作，都屬於我的一部分，同時又不是我。我是為了誰而工作而呼吸？是為了自己嗎？還是為了我所創造出來的東西？或為了我的醫學博士學位？醫學博士這四個字甚至比保羅·布倫納這五個字還要偉大。我正視了自己的陰影，並且全身而退，現在我覺得自己變得更輕盈、更有生命力。

不過幾秒鐘之內，我已經決定離開過去慣行的那種醫療工作，未來的道路是要幫助人能夠更為自己的健康負責，同時也踏上了邁向真正的健康的新旅程。

❝ 若不活在當下，就不算是真正活著。❞

能為自己選擇是健康的一部分，當聰明智慧從潛意識的牢籠裡被釋放出來，向我們顯現的時候，我們每個人都能為自己做出抉擇。頓悟之時，就是重生的時刻，能夠選擇要繼續以往的生活，或是偏離目前的航道，朝向未知與不確定的未來，勇敢向前。即使在現世，也可能發生輪迴轉生。

我曾經聽過一個很棒的故事，有個人曾去新幾內亞島某個原住民部落住了八年，那段期間他的腿受傷，嚴重感染，族人幫他截肢。最後一天，要離開之前，他用拍立得照相機幫部落每一個人照相，其中一張照片洗好之後，他把照片拿給其中一個人看，那個未曾受過教育的土著馬上說道：「那是之前的我。」

那人跟他的族人都沒有學過「相對論」，也不需要。他們視生命為一種連續體（continuum），認為人像萬物眾生一樣，分秒都在改變。我們是否願意讓自己在剎那之間獲得重生？重生需要放下一切論斷和比較，也要放下過去。但還不止於此，若你能不斷重生，意味著你能接納時時刻刻的自己，感謝生命賜與的禮物。

只要你誠實反思，並願意擁抱不確定性，人生裡的任何時刻都可能發生蛻變。你必須藉由自我評價與自我探索，找出心中每一個隱藏在黑暗裡的角落，並特別關注那些你所責怪、論斷或指責的。最後，承認你一切的投射，其實並不是你，榮格的比喻很適切，他稱之為「陰影」（shadow）。蛻變意謂著改變，但若不願意正視它，又怎麼能夠改變呢？分析到最後，你會發現並沒有人需要被責怪，你才是需要重組、更新的那位。

當你停止論斷，完全接納自己之後，來到你跟前的那位，就是你自己。當你曾經以為的自己死了之後，重生的就是蛻變中的你。隱藏在你內心的魔鬼背後的，是候診室的佛陀，是你心中的神，耐心等待著你前來領取那份禮物，但老天爺對我們開了一個很大的玩笑，因為我們根本無從知道那是什麼樣的禮物。那份禮物其實是一個動作，而不是東西；那份禮物其實是過程，而不是可以買到的物品。此時的你，正準備從安全穩固的無意識存在，轉換到變幻無常的積極生命，羅傑斯（Carl Rogers）將之稱為「幸福生活」（the good life）。若不活在當下，就不算是真正活著。

臨終的智慧

5

因為生病，我們學會如何健康活著。

我們需要鏡子來幫助了解真正的自己，不是掛在牆上的鏡子，而是身邊的人。智者能映照出真實的我們，而不是我們以為的自己，或理想的我，鏡子也能幫助我們看見人生更深層的意義。「重症病人」往往都容易讓人看穿、容易受傷又如此脆弱，同時卻也展現了真正的自由，而我們何其有福，能在他們身旁，透過他們來透徹了解人生的道理。克利斯多福森（Kris Kristofferson）有一首歌的歌詞是這麼寫的：「一無所有，就是自由。」

世界上若沒有疾病，我們就無法挖掘人生的寶石，垂死的人和慢性病患者往往能變成健康的寶庫，即使是那些懷著憤恨過世或自憐而死的人，也能成為我們的負面教材。

我在寫作工作坊期間的自我探索，指引了我下一階段要踏上的醫學道路：既然我不再有能力為他人負責，就必須教導他人為自已負責。那時我還不知道，該為我的健康負責的人，其實是我自己，我需要眾佛陀與我分享他們的臨終智慧。

學會體悟人生，就是健康

我在開始休假後的第一個禮拜接到珍的電話。珍罹患了卵巢癌，因為病情太過嚴重，因此醫院除了提供安寧療護之外，別無他法。

她的聲音聽起來有點緊張，問說是否可以來找我，我回說可以。第二天，她來到我家，消瘦許多，面色蒼白，每個跡象都顯示出她的身體狀況已經惡化。她的雙頰凹陷，臉色憔悴，像是為了遮掩長了瘤的腫脹腹部。

我們在泳池邊坐下，讓她主導這次會面的方式和主題，她隨意談了她的父母、童年和最近的婚姻，並告訴我這段婚姻使她的人生變得充實圓滿。

在她愈說愈多的同時，也變得神采奕奕，剛見到她時候的外表已經不復存在。她分享人生故事的時候，她的表情也變得安詳幸福。珍已經全然接受死亡的命運，且沒有任何未完成的心願，雖然她的父母和兄弟姊妹做了一些珍認為對她造成傷害的事情，甚至有時候，也感受不到他們的愛，但她現在已經選擇了原諒。她激動語氣裡充滿了不可置信：「天啊，生病之後，我才了解到我的父母和兄弟姊妹無法給我的，是因為那正是他們生命裡所缺少的東西。癌症讓我知道，我也有自己的限制，你沒有的東西，當然也無法給人。保羅，道理就是這麼簡單，我之前怎麼都想不透呢！」

我不太確定一開始對她身體狀況的判斷是否正確，也許我對這種情況的知識，反而使我產生了誤解。在我面前的珍，並沒有被癌症折磨地不成人形，也不是疾病纏身的可憐人，而是散發健康光芒、有尊嚴的女人，精力充沛，充滿生命力。我驚訝地發現，在這次會面中，我不是個醫師，而是學生，珍是第一位讓我重新認識健康，了解到健康就是接納與體悟人生的人。

當珍向我透露內心深處的想法時，我像是被下了魔咒一般沉默不語，她說：「我不怕死，我只是不想在死之前，就埋葬了我跟我先生的幸福。我不知道未來他會不會記得以前的我，或現在的我，是我的死亡，對吧？我才剛結婚沒幾年，才剛嚐到愛的美好，我從來不知道這世界上有如此美妙的愛情。」這時她突然靜默。

珍後來才又開口說：「你對於自殺有什麼看法？我這麼問並不是因為我太沮

喪，但也相去不遠。我不覺得自己需要多活幾年，或要他跟我一起受苦，過去那幾年我感到非常幸福快樂，我們會互相分享心事。現在的我已經快走到人生的盡頭。當我斷氣之後，可以讓我先生打給你，請你來家裡宣布我的死亡時間嗎？」

珍帶著我穿過她人生最深層的體悟，進入她內在的聖所，我謙卑下來，語無倫次地回說：「當然……我一定會到。」

兩個禮拜之後珍過世了。她就像後來的其他人一樣，使我明白健康就是對人生的接納與體悟，這也是米奇．艾爾邦（Mitch Alborn）在動人的《最後十四堂星期二的課》裡面所述說的道理。艾爾邦的老師墨瑞，在世時也是一位佛陀，他罹患了肌肉萎縮性脊髓側索硬化症（ALS，俗稱漸凍症），導致身體一天比一天衰弱，但他豐富的人生智慧，卻能使有幸在他身邊的人以及《最後十四堂星期二的課》數以萬計的讀者都深受感動。

珍也向我敞開了她的心靈，使我能看見我一部分的靈魂，這些年來我一直有意識地在尋找像珍那樣純粹健康的人。我建議你也可以如此做。德國詩人里爾克的詩〈我在世上太孤獨〉（I am too alone in the world）裡面有段話寫道：「我想與深諳奧祕的人同行，否則寧可孤獨。」

重病之人往往能分享奧祕之事，我們都要用心傾聽。

明白健康和生病的道理

我在婦產科診所工作時，診所常常人滿為患，所以我從來沒時間仔細聽患者告訴我的事情，只好裝作了解他們的心情，假裝專心聽他們說話，還得加上圓睜的雙眼，露出關心的表情，希望他們能繼續說下去。這是否是醫師把委託人（client）稱做病人（patient，用來磨練耐性的人）的原因？所謂病人，是不是醫師壓抑自己不耐煩的一種投射？諷刺的是，愈是我感到不耐煩的病人，我反而因為害怕他們發現，而對他們付出更多時間。

但現在，奇妙的事情發生了，我開始可以接受慢性病人，特別是醫師診斷出的絕症病人，源源不絕打來的電話，因為他們需要宣洩的管道，所以會想找人訴說心裡面不為人知的祕密，遺憾的是，向陌生人傾吐，總是比向家人傾吐要容易的多，不知何故，我就成了那位陌生人。

我限制自己，一天只能接待一個委託人，以便跟這些老師認真聊聊。我想要更認識自己、知道更多「奧祕」，也更了解人生。現在我已經不再像之前那樣壓抑自己的不耐，而能完全專注坐在我身旁的這個人。我開始傾聽，更重要的是，我再一次用心聆聽。當天除了跟「病」人會面之外，我不會安排其他計畫，每次的會面大約四到五個小時，如果比較早結束的話，我會利用那些時間陪我的太太，或是衝浪、慢跑和寫作。我體會到一種新的滿足和自由，完全不會想到過去的生活方式。過了三個月之後，我找合夥人談，決定不再回到診所工作，開始以寫作和演講整體醫學為生。

接下來那四五年，我繼續限制自己每天只跟一個委託人會面，有些故事對我來說太難承受。我還記得自己弓著背，坐在小小書房的角落裡，眼裡含著淚問說：「為什麼是我？我怎麼這麼變態，要這些人為了我的學習和成長而死？」我本來都壓抑自己，不將他們的故事寫出來，因為當時我不覺得自己有這個權限，但即使沒有寫下那些故事，他們的故事仍鮮明地留在我的腦海中。也許現在才是

「請用心聆聽！
那些重病之人所分享的生命奧秘。」

分享這些故事的恰當時機，因為故事就像好酒那樣，愈陳愈香。

那些同時身為病人，又是教導我人生道理的老師，將他們的故事毫無保留地與我分享。每一個人幾乎都像珍一樣，在我眼前經歷奇妙的轉變，我不曉得他們是如何找到我的，有些是醫師轉介，有些透過護理師或其他委託人，還有些人是自己出現在我面前，就像人生道路上的佛陀那樣，靜靜等待著最容易找著我們的時機，好成為我們人生的老師。

他們來我家，我們大多坐在花園或是泳池邊，有些委託人患有絕症，有些則患有不至於死的慢性病，事實上，他們的心願不外乎與我分享人生故事，或是希望與所愛之人一起完成的心願，雖然所愛之人，往往都已早他們一步離開世間。

有很多次，委託人都會要求我擔任中介，代表他們跟醫師或家屬對談，表達想死或中止治療的心願。我曾有一次坐在醫院裡，旁邊躺的是一位年輕的芭蕾女伶，大約二十歲，早年某一次紅斑性狼瘡發病之後，就曾多次腦內出血，現在已經昏迷不醒，並被診斷出永久的腦部損傷。她哥哥是我的朋友，也是一名醫師，因此希望我能幫助他們家決定，是否要繼續延長生命。

你可能會覺得不可思議，但我當時確實安靜地坐在她的旁邊，進入禪定狀態，在心裡問她一些問題，嘗試要感覺她的回答，但她沒有任何反應。只有當我在心裡告訴她目前的情形，並問她想要繼續維持這樣的狀態，還是接受死亡，跟她所愛的人道別時，她的眼淚才從臉龐落下。我把這件事告訴她的家人，他們認為應該要讓她解脫。拔管不到一個小時，她就斷氣（解脫）了。

羅傑斯是一位親切的導師，他教我「同理傾聽」（empathic listening），並稱之為「當事人中心治療法」（person-centered therapy）。委託人因此成為醫者所思考的重點，當醫者無條件地把重點完全放在病人的存在和話語上面時，醫病關係中的界線就消失了，好像委託人所說的話，聽在醫師的耳中，突然變成了美妙的樂音，填補了沒說出口的空白。

以這樣的方式和人相處，我看待人的方式也隨之不同，本來是病人，慢慢變成委託人，變成朋友，最後變成老師。當我愈認真聆聽那些不久於世的人所說的話，就愈能認識我自己。結果我發現跟我同處一室的這個人，常常是我自己的一面智慧寶鏡。

可惜的是，將同理傾聽運用在家人身上又是另外一回事了。一起住的一群人容易再次引發孩童時期建立的行為模式，因為人即使長大了，潛意識裡還是受到這些行為模式的制約。情感關係往往是最難的一條修行道路，在我們正視這些陰影，並意識到這一切都是我們對於他人的投射和期待之前，這些陰影仍會頑固地橫在我們面前。

我很好奇為什麼人寧願將脆弱的那一面坦率地攤在陌生人面前，而不願意與他們同住或有肢體親密關係的人分享，為什麼會認為跟陌生人分享會比較安全？大部分人都沒有意識到，誠實地袒露自己的恐懼與害怕，其實是創造親密關係最有力的方式。但他們的藉口往往是擔心另一方無力承受，那就是一種投射，更誠實的說法應該是：「我沒辦法承擔說出這些話之後的後果。」里爾克的詩裡面曾說：「若是包裝自己，就是撒謊了。」但沒有人能在包裝後的狹小空間生活，那也不算是真正活著，唯有保持開放與覺察的心，才是真正活著。

慢性病患者、絕症病人和身障人士都了解生命的意義，這就是我和他們之間最大的不同，他們非常誠實地活在當下，教導我們如何為自己著想，展現生命的創造力，每一分一秒都是一生一世，不能愚昧地任意揮霍。

疾病像棍棒戳在身上，常令我們感到難受，但也驅使我們有更敏銳的覺察能力，更了解人生的過程。但並不是非得等到性命垂危的時候，才能了解人生的意義。我想要像那些從生病經驗中獲得人生體悟的人們那樣，健康地活著。他們清楚明白人生要給他們的訊息，而我既是他們的學生，也是信差。

以下請讓我用一段小小的插曲來說明什麼是「臨終的智慧」。

愛與寬恕帶來療癒

六十歲的黛瑪來電，想跟我討論乳癌第三次復發的情形，因為她已經受夠了治療的折磨。才剛進門，她就開始跟我聊起來，包括她母親是造成她離婚的原因、她的怨懟，以及跟兒女的疏離，接下來連續兩個小時，她喋喋不休地說著自己的怨恨和指責，為了使她安靜，也為了讓自己喘口氣，我請她先閉上眼睛，想想她的母親。

黛瑪坐在那兒，即使生了重病，她看起來還是強勢、冷酷、堅韌，每次都會緊閉雙眼，嘴唇微微噘起，皺起眉頭。

我們坐在那兒都沒說話，不知道過了多久，突然的說話聲打破了寂靜：「我媽媽是愛我的！我的天啊！我媽媽是愛我的！」我問她發生了什麼事，她說：「我記得有一次在布魯克林的公寓裡，我在廚房為了與初戀男友分手的事情哭得聲嘶力竭，那時候我才十七歲，我媽媽跑進來，溫柔輕撫著我的頭髮說：『孩子啊，我的孩子啊，你會沒事的，這些都會過去，你很漂亮。』為什麼這麼久以來，我都不願意讓她愛我？」

那一瞬件，黛瑪改變了，明顯的怒氣變為平靜，蒼白變為紅潤，剛硬變為柔軟，緊繃變為開放。她慢慢地站起來，顯得非常疲倦，我們彼此相望，同時間她脫口而出向我說了聲：「謝謝！」

這次之後，化療變得不那麼難以忍受，幾個月之後，她的癌症也根治了。這是因為化療的關係，還是寬恕的緣故？我不知道答案，或許這就是情緒治療（emotional healing）的力量。

我知道這聽起來好像軼聞八卦，不應該因此就驟下定論，但我仍要繼續述說黛瑪和其他人的故事，透過這些故事，就會產生希望，使人不那麼無助。

感恩的心帶來平安

米妮四十歲，非常虛弱，那天看到她的時候，體重還不到三十一公斤，因為罹患惡性淋巴瘤而即將不久於世。她說：「為了治療惡性淋巴瘤，我接受化療、放射線治療和手術，也試過小麥草和其他想的到的飲食療法。這一年多來，只要是有人跟我說對我有好處的，我都做了，這真的讓我感到非常不爽，他們一天到晚要我吃這個，不要吃那個。我昨天晚上有吃法式蝸牛，真的很好吃！我這一年來從來沒有這麼開心過，為什麼過了這麼久之後，我才開始吃我想要吃的？某種意義上來說，為什麼等這麼久之後，我才開始品嚐我想要的人生？我愛我的孩子，也愛我的前夫，為什麼等了這麼久之後，我才告訴他們？我真是個笨蛋！竟然什麼都沒發覺！」

「保羅，生與死只在於有沒有呼吸的差別而已。到底是什麼阻礙我與人分享愛？為什麼我總是在發洩自己的憤怒？我嫁給我先生是因為看到了他的潛力，但我覺得他從來都沒有真正發揮自己的潛力，但說實話，又有誰能真正做到這點呢？我被自己困住，總是有更多的要求，但現在我了解了，多不一定就好，我對他無止境的要求，掩蓋了我對他的愛。我想，我得先原諒我自己才有辦法原諒他。很多看起來很重要的東西其實並不那麼重要。重要的是，除了感謝我擁有的之外，也應該要感謝那些我沒有的。」

克莉絲蒂，三十歲，過去八年來都一直與乳癌對抗。她跟我說：「保羅，我覺得有些時候，醫師沒有權利告訴我，什麼才是對我最好的。我身上的乳癌細胞已經伴隨我七年多了，光是不管別人，專心處理自己的無力感，就已經夠煩的了。有時候，我覺得自己是為了醫師而活，我若死了，就意謂著他的失敗，真該死——那失敗還不算是我的！」

擁抱靈性

傑夫是個藥劑師，在認真思考過之後，他對我說：「我以前都認為二加二等於四，但生病之後我學到的是，人生是遠遠超過我所能測度的，人生有一種公平是我之前沒見過的。現在對我來說，二加二大於四，使我確實明白人生還有某些事比我自己本身還重要。科學的邏輯使我一直以來，都將宗教與靈性排拒在外，但現在我卻成了信徒，不是因為害怕要去見造我的那位，而是因為比以前更加寬廣而更喜樂。我雖然相信自己，但也相信在我以外的那位，比我這台數據處理機更偉大。」

「不管怎麼說，我的人生空白多於充實。也許充實的部分其實也沒那麼重要，曾經以為重要的數據訊息，並不是那麼有意義。人生過了一大半，我知道那些曾經我以為對的，往往最後是錯的，新的道理取而代之。如果疾病是帶領我覺醒的老師，讓我知道自己不需要了解這世界上所有的事情，那又何嘗不是一份收穫呢。也許人生不只是生存，沒錯，二加二大於四。」

我們是否真的要等到生了重病，才能體會健康生活中的平凡幸福呢？

接受死亡是人生的一部分

九歲的艾美帶我走到聖地牙哥兒童醫院的病房外面，要我看中央花園裡面種的每一株三色堇（一種紫色、黃色交雜的小朵紫羅蘭）。整個草坪一眼望過去，幾乎很難看到找到某一株三色堇，但艾美知道每一朵花的位置，她細心地把草地上的葉子撥開，當我們找到最後一朵花，才發現它已經死了。艾美看著我說：「它之後還會長回來。」一週後，艾美過世了。我知道她當時是在告訴我——也透過我告訴她的父母——她知道自己快要死了，也相信能夠投胎轉世。艾美相信死亡是生命之河的一部分，無論生時或死時，她都是大無畏的勇士。

另一個大無畏的勇士是我的母親安妮．布倫納，她有一次來聖地牙哥看我和我的姊姊克萊兒。她下飛機的時候，臉色看起來很糟。我抱抱她之後說：「你臉色看起來很糟。」她很快回答說：「我知道，因為我快死了。」我抖了抖身體，想把恐懼甩掉。

第二天，克萊兒十萬火急地打給我，要我立刻去她家，因為她叫不醒媽媽。我到了之後拚命要叫醒她，最後她才終於張開眼睛。

「媽，你不舒服啊！」我在她耳邊大喊。

「保羅，我說過我快要死了。」我跟她說要叫救護車，但她說不要。「我想要死在家人的身邊，我不想去醫院。」我不知道她怎麼了，所以猶豫了一會兒之後跟她說：「我要開始靜脈注射，並在你的膀胱放導尿管，測量尿液輸入及排出量。」她回說：「你不是醫師嗎？那就快點啊！」之後數小時內，她的意識愈來愈清醒，但卻不見尿液排出，這就代表她已經腎衰竭。

我另一個姊姊西碧也坐飛機趕過來，我們三人坐在母親房間外，討論是否要違背她的意願，送她去醫院。還好我的母親聽到了我們的談話，她展現了無比的尊嚴說：「孩子，不要再說了，讓我安詳地走吧！我已經看過孫子，也看過曾孫了。我這個身體已經非常疲憊，看看我的手，這雙手已經沒辦法再拿起針線。我不想去醫院，讓我留在家裡，在你們身旁死去，難道還要再多活一年嗎？為什麼呢？拜託你們，讓我安心地死吧。生死有命。」

我問她怎麼知道自己快死了，雖然在機場的時候她確實看起來很蒼白，也很疲倦，但之前根本沒有生病。她說：「我知道我這禮拜就要死了。因為我夢到了我媽媽，她要我做好準備，其實她現在就在我旁邊。」這聽起來很不可思議，我們四人，包含我母親，都沒有再說話。我們輪流坐在母親後面，把腿勾成搖籃的形狀，輕輕托住她的骨盆，抱著她的同時，我們也替母親做了入死的儀式。

大部分的人在死之前都會擔心膀胱無力，膀胱是我們來到世上之後，第一個學會控制，也是最後放棄控制的生理機制。我母親也是一樣，每個小時都需要跑廁所，但也是白費力氣。某一天我因為太挫折了，所以問她說：「希薇亞和寶拉也要每個小時都跑廁所嗎？」他們兩人都是我母親最好的朋友。她用一種只有母親才會有的眼神看著我，生氣地說：「希薇亞已經死了，你這庸醫！」

休息的時候，我沮喪地想起自己寫過這一段話：「若你厭惡自己的醜陋，代表你也厭惡自己的美麗。」我被自己所寫的話療癒了。其實，真正困擾我的地方，是我的母親選擇死亡的方式，並不符合我的希望，她沒有照顧到我的需要，

> 「我的人生空白多過充實；
> 但也許充實的部分也沒那麼重要。」

沒有符合我的期待。就因為，我也希望她能按照我之前遇到那些人的方式死去。當我播放范吉利斯（Vangelis）的音樂時，她卻命令我：「把音樂關掉！我需要安靜，也順便把花拿出去，你只要坐在我後面，抱著我就行了。」

第二天，我坐在她旁邊，當她第三次起來上廁所時，我失去了理智，向她抱怨說：「見鬼了！你一定要該死的每隔一個小時都跑一次廁所嗎？」接著又發表了幾句高見，我最後說道：「所以你有聽到我說的嗎？我剛剛怎麼說？」這次她極為平靜地看著我，靜靜地說：「見鬼了！你一定要該死的每隔一個小時都跑一次廁所嗎？」說完之後，她加註了一句評語：「還有啊，保羅，你真是個壞孩子。」

我帶著這副內疚不已的四十七歲身體離開，第二天再來的時候，她卻已經昏迷不醒。我真恨我自己，我這個自以為崇高的保羅，跟其他病人在一起的時候，像是個溫柔慈愛的好人，對自己的母親卻沒半點惻隱之心。我的母親昏迷不醒，家人都沉默不語，而我則在自身陰影的籠罩之下，全心關注在自己身上。昏迷的第二天，她卻突然坐起來，靜靜叫我：「保羅。」

「媽，什麼事？」我回道：

她接著說：「你不是庸醫，我才是！」

我頓時哭了出來，跟她說：「我在世界上到處旅行，尋找可以教我人生意義的老師，現在才發現，你一直是我最好的老師。」

她用她最後一絲勇氣，坐了起來，給我最後的忠告：「不要再說了。你幹嘛這麼折磨自己？」之後她又陷入了昏迷，這些就是她最後對我所說的話。

我的母親完全接納了她自己、接納生命，也收回最後在別人身上的投射。兩天之後，她非常健康地過世了。腎衰竭與她是否健康無關，而是帶她走向人生圓滿的道路，她教我死亡能帶來療癒。

對我來說，她的死亡是我人生的開端。這一生裡面我一直努力要變得完美，讓自己表現地很特別。然而，在她仍在世的最後幾天，卻能讓我看到我所有的不完美，她垂危的生命暴露了我隱藏的怒氣和怨懟，而她最後對我的接納，是我學習完全接納自己的開端。最終我還是無力救回我的母親，但隨著送她入死的儀式，我也重新讓自己出生了。她的死亡使我明白，我能選擇繼續否認我內在的陰影，或是接納那些我一再否認的內在陰影。

真理與真實

九歲的恩尼跑來找我說：「從來沒有人問過我說為什麼我會得癌症，讓我來告訴你。」他帶著明顯的怒氣開始跟我說：「我住在高原沙漠，你有沒有從我住的那個沙漠開車到洛杉磯過？你有沒有看過一層又一層的煙霧？我要在煙霧瀰漫洛杉磯進行化療，那也太蠢了吧！汙染才是我得癌症的原因，你有沒有看過罐頭上的標籤，了解自己吃下了哪些東西？這就是我會死的原因，也是跟我一起住在洛杉磯加州大學醫院隔離病房的那些小孩可能會死的原因——人跟人彼此之間互相殘殺。」

我靜默不語，覺得自己像是他口中所說的那些愚昧的人類，感到羞愧萬分。

四十歲的傑瑞罹患黑色素瘤，並於三年後過世，當時他接受了全程的化療與放射線治療。他告訴我說：「癌症只是人生的一部分，你可以向它學習，可以對抗它，但最終仍是要向它投降。跟你說，我覺得自己好像已經去過一趟地獄了。保羅，如果你可以放得下情感上的痛苦，肉體上的痛苦就不算什麼了。要離開盧安娜和孩子，那才是最痛苦的部分。」

訴說自己的故事：健康之旅

經由介紹，我認識了住在榮民醫院的病人山姆，他截肢的地方到現在還是很痛，用任何方法都無法止痛。我建議他針灸，他強烈反對。六個月之後，我看到他出現在醫院大廳，並且坐下來聊了一會兒。我問他為什麼截肢，他說是在韓戰的時候，並且淚眼婆娑地告訴我，他最好的朋友也在那時戰死。

山姆和他的朋友哈利受到敵人攻擊，隔天山姆怎麼樣也找不到哈利，瘋狂搜索之後，才找到他，哈利躺在地上哭著說：「我沒辦法！我沒辦法再打仗了，我再也撐不下去了。」

山姆說他對著哈利大喊：「混蛋！你快點給我起來！給我移動你那老屁股！」他停下來稍事鎮定，之後又對我說：「我開始踢他，因為我知道如果他繼續待在那裡的話，一定會死。我必須幫助他站起來離開那裡。最後他站起來往前走幾步，沒想到卻被地雷炸飛。」

我可以在他眼中看見自責和哀傷，山姆繼續說道：「我把哈利拖回單位。」那一瞬間，山姆似乎忘了我在旁邊，好像他正在看一部電影，嘴裡說道：「一個禮拜過後，我也被榴霰彈擊中。」他停了很久都沒說話，手拄著拐杖，眼淚汩汩流下，靜靜地坐在那裡。

沉默了許久，我試探地問：「你是用哪一隻腳踢他的？」他的身體猛地向前傾，激動地說。「是我殺死了哈利！是我殺死他的！喔我的天啊！對不起！」我能對他說的話只有：「山姆，這跟你沒關係，這都是戰爭的錯。」

幾個月之後，我又見到了山姆。他告訴我之前用任何方法都無法處理的痛處，現在已經沒這麼痛了。我相信之前截肢的地方會這麼痛，是因為自責的情緒所造成的，但透過告訴我那段故事，也驅除了戰爭的魔。當他不再自責，就能開始從傷痛中恢復。

未了的心願

庫伯勒・羅絲（Elisabeth Kubler-Ross）使我對於死亡和瀕死有更深一層的理解，她除了是心理醫師和作家之外，也是我的朋友。庫伯勒・羅絲的著作改變了我及其他許多醫師看待與面對絕症病患的方式，她主張人要能夠接受死亡命運的關鍵，在於完成未了的心願，她說：「生病的人，其實是想要重新建立一個內在的家。」

當人即將不久於人世的時候，將不再需要多餘的累贅，原本複雜的人生開始瓦解，生活也變得簡單。對於瀕死的人而言，用盡各種方法延續生命是不理智的行為——或者根本就是瘋了。他們會尋求人生的意義，認真活在每一分鐘，覺察每一個當下，並且希望能完成過去未完成的某些事情。身上的病痛會逼使他們放下，因為控制欲使人筋疲力竭。他們體認到控制人是無效的，並慢慢開始接受死亡是人生的一部分。他們就如同參與戒酒課程的人那樣，學習接受無力改變的事情的智慧。療癒過去與活在當下，是他們賴以維生的養分。他們希望能跟自己的情人、母親、父親、兄弟、姊妹、妻子、丈夫或兒女完成那些過去未了之事，完成心願不是為了結束，而是為了開始。

未了之事，通常會跨越世代，例如，六十歲的約翰即將死於胰腺癌，當他只剩下一週可活的時候，他告訴我說：「保羅，我是個控制欲很強的混蛋，我非常有錢，也已經得到人生中我以為需要的所有一切。我想要的東西都已經有了，但那些我努力得來的，根本一文不值。那些人人生來具有的，我從來沒有為它們空出時間，那些我沒時間經營的，才是真正有價值的——真正有意義的。」約翰的控制欲使他失去了家人，最後也造成了他的遺憾。

八年之後，有人要我去看約翰的兒子傑克。傑克最近被診斷出罹患了某種病，可能即將不久於人世。我把這故事也說給傑克聽，但在傑克有所回應之前，我並沒有說故事中的主人翁就是他父親。說完故事後，傑克的眼裡滿是淚水，他跟我說：「保羅，你知道，那跟我的故事一樣，我爸爸是個很成功的男人，終其一生，我都是為了超越他的成就和財富而活，而我也已經遠遠超越當初立下的目標。現在我躺在床上問自己，這一切都值得嗎？如果這些競爭和成就，是讓我生病的原因，那當然一點都不值得。」這故事令人不勝唏噓，因為約翰從來沒有把曾經告訴我的話，告訴他的兒子，若有的話，可能就能救他兒子免於一死，傑克過世的時候還不到五十歲。

生病的人使我們明白，當在健康的時候，就透過自我探索以及誠實收回對人事物的錯誤臆測，直接解決那些未了之事。

有一次開車在快速道路上時，我想起和一位醫師不合，因此馬上調頭衝進他的辦公室裡，說：「約翰，沒有人知道自己什麼時候會死——所以如果我沒多久就要死的話，也一定不希望你是最後浮現在我腦海的人，所以，不要讓我們的關係陷在彼此的不同裡面，我們不一定要喜歡彼此，但至少可以互相尊重，然後繼續好好地過活！」

約翰看著我，一開始就露出那種「你到底在講什麼？」的表情，根本不知道我到底在說什麼，但我卻感覺好極了。另一方面，他還是認為我是醫學界的「叛徒」，他對別人說：「保羅相信的整體醫學，一定會毀了目前的醫療體系。」當我聽到他這麼說的時候，心裡只想著：「他所說的必定成就。」

雖然我跟那位醫師的事情並沒有成功解決，我仍然希望衝突發生的時候，能立即解決。懸而未決的衝突，就像災難一樣，會一再重演。無論我們是誰，無論我們做了什麼，每一個人都值得被完全接納。人與人之間有所差異，應該是我們所有人唯一的共同點。

與人合一，保有自我

另外有些人總是想要知道，為什麼自己會被別人拋棄。根據我的觀察，生病的主要原因可能與兩種因素有關，一是與人結合，一是與人分離。與人完全的結合，會使人失去自我，且當那美好的關係結束的時候，一部分的你也會隨之消失。另一方面，所謂與人分離，指的是與人隔絕，並走向孤獨。孤獨和失去自我兩者都是導致生理病痛的心理因素。十五世紀的聖賢拉比希列（Hillel）曾說：

“完成心願不是結局，而是開始。”

「若我不為自己，誰還會為我著想呢？若我只為自己，那我又成了什麼呢？現在若不解決問題，更待何時呢？」

如此看來，我們的靈魂有兩種最基本的需要，一是學習孤獨，二是學習與人結合。雖然孤獨和凝聚看似互相矛盾，卻可以創造合一。

我也知道有些病人堅持延續生命，是為了不要讓醫師失望，或避免家人面臨失去的痛苦，會做出這些行為，常常是因為想要獲得認同，同時也是小時候就存在的生存本能之一。想要獲得認同的需要，是用來控制外在環境的利器，控制欲則是最難割捨的武器，但死亡卻使你不得不棄械投降。

遺憾的是，大多數人從未察覺他們的控制欲，直到生病躺在床上，才開始願意誠實地檢視過去。那些生病、瀕死或身體殘缺的人，都因為變得脆弱而被迫自我反省。但我們應該要好好思考的是，我們是否能冒險在健康的時候進行自我反省？

不是所有瀕死之人，都過著美麗幸福的生活；也不是每個人都能看破、寬恕或重新愛人，反而有許多人毫不掩飾他們的憤怒和怨懟。雖然沒有失敗，有些人仍不知道如何面對捆綁自己的人生遺憾，斬斷那些殘破不堪的繩子。死亡的過程，就如同熊熊火焰之上的鍋爐：烈火鍛鍊出我們獨特的存在本質和真我，剩下的灰燼，就是我們對這世界的曲解誤會。死亡，意謂我們能脫去屬世的幻想，意謂我們能真正看到事物的價值與意義。

熱情的人生，就是健康

健康就是認真活出每一個當下，活出熱情，使人生的每一分、每一秒都值得。我有一個朋友吉姆，他在一九八一年因為滑翔翼飛行意外之後就已經癱瘓，卻到現在仍能持續寫作、作曲和唱歌的嗜好。意外之後不久，他不顧手臂和手的活動能力受限，仍重新回去學校主修藝術，精巧的鋼筆畫作無論在形式上或內容上，都非常出色，畢業之後與蘇結婚，成了兩個孩子的父親。現在在事業上，他是聖地牙哥一間大公司的副總裁。我敢跟你保證，當你跟吉姆在一起的時候，絕對不會注意到他身上的殘疾。

若你對吉姆有一絲絲同情的話，可能就是誤用同情心了。吉姆非常了解自己，也不認為自己的價值是由行動不便，或一般人對於身心健全的定義來決定。吉姆既非身殘也非身障，反而與你並肩同行，鼓勵你實現自己的潛能。他是又真又活的醫者，活出健康人生，腳蹤佳美。

我以前曾經聽過帕爾曼（Itzhak Perlman）的故事，帕爾曼可說是世界上目前仍在世的小提琴家裡面，最偉大的一位。他因為小時候罹患脊髓灰質炎（俗稱「小兒痲痺症」）而被貼上癱瘓的標籤，但若你有幸聽他演奏小提琴，絕對會被他的喜樂、謙遜和健康氣息所感動，因為他看起來是如此的幸福和快樂。某一次獨奏的時候，其中一根弦突然斷了，但他卻不受影響，仍舊完美演出。人們問他為什麼不換弦，或另外一把小提琴，他的回答是：「我們只要好好發揮在世所擁有的，盡力就好。」

顯然「健康」並非只是肝、心、脾、肺、腎等內臟的相對狀態，也不是「正確的」飲食，或劇烈運動的養生之道，健康其實沒那麼複雜困難。

小菲了解這點，她身材纖細，面黃肌瘦，金紅色的瀏海輕鬆地覆在額頭上，大大的眼鏡，使瞇瞇眼更加明顯。小菲的精神看起來不是很好，說話很小聲，常常說到一半就變得沙啞，因此經常發出哼哼的聲音來清喉嚨。

她的指尖又大又粗，指甲的甲床呈現青紫色——這都是慢性肺病的典型特徵，她罹患的是囊狀纖維化（cystic fibrosis）。

囊狀纖維化是一種染色體疾病，黏液栓篩容易堵塞肺泡，影響氧氣和二氧化碳的氣體交換，粗胖的杵狀甲床，就是長期缺氧的證明。一般來說，這種疾病在很小的時候就能發現，預後情況則因人而異。當時年紀很小的小小菲，預後情況並不樂觀，醫師預測她應該無法活超過十幾歲。

我擔任小菲的婦科門診醫師時，她已經超過二十歲，正準備和蓋瑞結婚。我先建議她針灸治療之後，才詢問她的經期。針灸一次之後，她立刻感覺好了很多——甚至好到她幾乎無法置信。針灸可能使連結肋骨腔的肌肉變得比較放鬆，緩解了肋間肌痙攣，使胸腔擴張，呼吸也變得比較順暢。她開始貪婪地呼吸著空氣，儘管這歡樂的氣氛為時不長，我仍然跟著她一起興奮歡呼。她使我了解，擁有氣息，就擁有生命，也明白健康是一種靈的能量狀態，但我們往往不懂得珍惜。

在那之後，我有更多機會為小菲針灸，每次都獲得程度不一的療效。之後十年，我們成為很好的朋友，蓋瑞和小菲結婚之後，選擇在西雅圖定居，他們的家有高大的松樹和冷杉環繞，陽光灑落在白色的混凝土內牆上，反射耀眼的光芒，使得客廳沐浴在陽光下，生氣勃勃。無論是小菲、蓋瑞，或是室內盆栽，都非常健康、成長茁壯。他們住的環境空氣清新，洋溢著蓬勃的生命力，使人感受到住在裡面的人的健康氣息。

小菲用心照顧她的花園，磨亮每一顆小石頭，有時候畫畫，有時候寫詩。當你跟她散步的時候，光是四百公尺的路，可能就花上大半天的時間——當然這不是因為她呼吸困難，而是因為她經常停下來，觀察葉子的紋路、鳥的羽毛，或是雲彩的形狀，這些都有可能使她出神。

我很喜歡小菲，她對於生命氣息每一分一秒的讚嘆，都教我更用心感受人生，或看、或聽、或聞，或用心品嚐。醫師與病人之間的確不應該存在醫病之外的關係，但還好小菲從來不希望我扮演醫師的角色，只希望我扮演人的角色。

在小菲的身邊，我總能感受到她很自在，或哭或笑，或喜或怒，從不害怕與人分享自己的祕密，沒有陰謀，沒有算計，平實地體驗人生。小菲的心靈永遠向能欣賞她的人敞開，與她同行的時候，我覺得自己好像也聖潔起來。

在小菲要住進維吉尼亞梅森醫療中心（Virginia Mason Hospital）加護病房的那個週末，我去西雅圖探望她，並且很幸運可以在小菲臨終之前，待在她和蓋瑞身邊，最後一次領受她那清澈的心靈。她的心靈雖被生命燃燒殆盡，卻也綻放出人生最絢爛的煙火。

儘管她不是自願罹患囊狀纖維化，仍然接受了這樣的命運，並全心接納自己的人生。死亡是她給人生的最後一次擁抱。還在世的時候，她是健康的人，即使罹患囊狀纖維化，她仍然活得非常健康。

她的追思禮拜在聖地牙哥植物園舉行，蓋瑞在禮拜中唸了自己寫的詩，分享小菲的人生故事和她的轉變。他說道：「我會在回家的時候，問小菲她今天做了哪些事，現在我希望能用一首詩，來揣摩她最有可能給我的回答。」

今天，我原來是想工作的，但鳥兒在蘋果樹唱歌，
蝴蝶在田野間來回穿梭，
一片片的葉子呼喚著我
風以嘆息輕撫著土地
小草兒隨之搖擺
彩虹也展開耀眼的雙臂——
我也只好一起開懷嬉戲

在小菲的身邊就能感受生命，每一次跟她見面之後我都覺得更加純淨、更加清新、也更加輕盈。當你跟像小菲這樣的人一塊兒的時候，你不會感覺到分離或糾纏不清，甚至也不會有失落感——你能感覺到的只有愛。

新世紀普遍認為疾病或死亡，是個人的挫敗、因果輪迴的懲罰，或自己有意識或潛意識造成的後果，這點我並不同意。雖然我不知道是否真有人會有意識或潛意識地渴望生病，但我不認為疾病是自己引起的。你能不能從生病的經驗中有

孤獨和失去自我都是
導致生理病痛的心理因素。

所學習？答案是可以的，但從生病的經驗所習得的應該是收穫，而非罪惡感，這世界上已經存在著太多的罪惡感了，因此不需要更多的人生苦痛來攪和。學習如何看待生病——因為生病的緣故，讓人更用心體會每一個當下。儘管生病，仍然可以健康地成長茁壯。

這些故事告訴我們，病人不應該將自己排除於治療和健康的過程之外，我們也可以教育醫師。另一方面，醫師也應該將焦點從醫病的權威關係轉向平等關係，把患者當作人看待，而不只是身體器官的組成，他們有些是藝術家、有些是磚匠、家庭主婦、或單純只是另一個同胞。若醫師不認為我們是治療過程中重要的一份子，可能就要考慮換另一位醫師了。

理想上，醫師與病人的關係應該融洽。醫師無須畏懼病人，病人也不是妖魔鬼怪，無須心懷移情的恐懼，拿著十字架或穿著手術袍抵擋他們。如果醫師和治療師打從心裡想跟病人保持距離的話，又怎麼能夠療癒他們呢？

透過臨終的智慧，我們看到了人性的高貴，明白死亡是人生的一部分，也知道真實才是通往自由的道路。我們了解到唯有與人連結、單純、愛、以及寬恕自己和他人，才能擁有平安。最後也學習到，我們每一個人都需要彼此與人分享內心深處的祕密。我們來到這世界上，為的是告訴人自己過去所經歷的，也從他們身上，知道未來要走向何方，我們來是為了成為彼此的鏡子。

包括小菲和吉姆，以及本章提到的其他佛陀，都教導我們要「活在當下」，他們重新定義了健康、疾病，以及真正的療癒。

找回純真

6

人生像是沒有盡頭的生命之河，
無數出世的靈魂，走這一遭多采多姿。
使每一個豐富精彩的片刻，
都點綴了我們的人生紅毯。

使我明白重新找回純真和發現人生的驚奇，也必然能使我們獲得健康的還有另外兩個佛陀，其中一個是醫師，而另一個其實是一群小孩。

一九七七年，我翹著二郎腿，坐在鋪著奢華紫色地毯的天高原野牧場（Sky High Wilderness Ranch）裡面，與其他十七位新會員一起聽喬依（Brugh Joy）博士闡述意識的相關概念理論。他主張人是由稱為脈輪（chakras）的能量中心所組成，而我完全聽不懂他在說什麼。自古以來，脈輪都被視為氣場，從人的頭部、眉心、喉嚨、心臟、腹腔、下腹部和骨盆腔，都可以看見或感覺到生命的能量。

重新找回與眾生的連結

今天的「脈輪」已經變成新世紀的專有名詞了，但對於當時的我來說，確實不太容易理解。喬依博士在第五天請我們都躺在桌上之後，走近我們，用他的雙手，充滿感情，極盡優雅神聖地「掃過」每一個人的身體。即使當喬依博士在房間的另一端掃描別人的身體時，我即使緊閉雙眼，也能感受到他雙手所在的位置，並感動不已，淚流不止。這種感動竟是如此熟悉，內在的某樣東西似乎因此而打開了。喬依博士溫柔地帶領我走出傳統西方醫學，進入能量醫學。

小時候我總喜歡把手放在植物的上方，試著不用接觸就能感覺，當我變成了大人，有些時候我好像可以感覺到插著的針灸針，散發出微微涼風，然後緊張地看向開著的窗戶，猜測風應該是從外面吹進來的。學會太極拳之後，我的手和手指也會經常感到麻麻的，既沉重又令人不安，那是心理上的不舒服，而不是生理上的，但我卻找不出不安的原因。

十歲面對巴迪的過世，我也常有這種沉重地令人喘不過氣的感覺，兩手像是戴著拳擊手套般的沉重，當我或家人生病時也會出現這種感覺。

有時候這種沉重、喘不過氣的感覺會延伸到我的手臂和肩膀處，當麻麻的感覺逐漸接近胸腔的時候，我就會以為自己快死了，然後害怕地尖叫。我父母和姊姊會在聽到尖叫聲時會衝進房裡，結果發現我瑟縮在床單底下，但我會通常會假裝沒事，告訴他們我只是在玩。只要有人進來，身體麻痺的感覺就會消失。

而現在在天高原野牧場，在沒有恐懼或生病的情況下，我的手又感覺到那種熟悉的麻痺感，使我對於這些感覺，有了全新的認識，即透過雙手，我能清楚感覺到那從前看不見、摸不著的宇宙，透過雙手，我能與全世界相連，散發出宇宙的生氣，透過肌肉運動，任何眼目所及之處，我都能與之相連。手的感覺記錄了我眼所見、心所想，或他人所想，相當於身體自然產生的生物反應機制，我的手擁有超越頭腦所能想像的智性。那不是超感知能力（extrasensory perception, ESP），而是內在感知能力（inner sensory awareness, ISA），透過內在感知能力，我重新找回與眾生相連的純真。但這世界上不是只有我才有內在感知能力，你也能透過仔細審視身體的各個部位，找出想與你對話的身體部位，也找出與覺知眾生產生共鳴的身體部位，這就是內在感知能力。它能幫助你與眾生相連，有時候你的身體會出現一些感覺，有時則是聽覺、視覺或味覺。

此刻，我的手能超越一般的五官知覺，體驗到「氣」或所謂的生命能量。我不只能理解他人的想法，還能像感覺到能量那樣，觸摸到他人心裡面的想法。想法竟能變成人可觸摸的、有生命的能量，我簡直不敢相信！

觸摸另一個人的想法，其實就是變成另一個人；觸摸另一個人的想法，其實就是全然的接納與陪伴。所謂同理心指的就是陪伴。此時的自己與他人之間沒有任何距離與隔閡，所有的界線都消失得無影無蹤。

舉例來說，小時候我會在陽光灑落的房間，兩眼盯著動物飼養箱，想像自己變得像螞蟻一樣小，被丟到小小的玻璃箱裡，落在那些植物的葉子上，自由自在地走在植物叢林裡，或在泥土裡爬來爬去。我可以看到每片葉子的背面，連最小的植物，看起來也巨大無比，高聳入雲。

這是否都只是我的幻想？還是我們真的有可能進入另一個不一樣的世界裡？當我們還小，從來都不會認為這些經驗是假的。在無拘無束的童年裡，我會瞇著眼凝視走廊的燈光，隨著嶙峋的光束在時間、空間、物質中穿梭旅行。不知道愛因斯坦小時候有沒有乘著光速旅行的經驗？是否就是因為如此，他才會說出「想像力比知識重要」這句話？

不知道是否真有一個真實世界只為小孩而存在，等到小孩慢慢成熟長大變成所謂的「大人」的時候，就會神奇地消失不見？我們是如何、又是為什麼會失去純真，失去自己獨特的故事性？我們能否再次活出純真？若我們長大之後仍能堅持以孩子的眼光觀看世界的話，又能帶來有什麼好處？

人面臨死亡的時候，最後所想的往往是早年的人生階段，他們會回想起童年時經歷的美好，然後在童年回憶中逝去。人生最重要的，其實就是童年所經驗到愛、魔力和合一，即使長大成人，還是可以玩小時候的戰爭遊戲，因為在那遊戲裡面，沒有人會真的因此死掉。

失去純真的時刻

我走在天高牧場外圍的高地沙漠，試著回想自己是何時失去純真，那應該是當我四歲沒有通過幼稚園入學考試（我知道這聽起來很荒謬）的時候。在很小的時候，我母親就常跟我說：「保羅，你什麼都做的到。」她說得沒錯，我會飛，也會光速旅行，在幼稚園入學考試不及格之前，我真的什麼都做的到。

我是家中三個兄弟姊妹裡面最小的，所以我母親非常希望我能早些入學，期望可以藉此卸下全職照顧者的角色。因此當我無法進入幼稚園就讀的時候，她也難掩失望。

那是我人生第一次不再相信自己是「世界上什麼事情都做的到的小孩」，反而聽到內在有個嚴厲的聲音罵我說：「你怎麼這麼笨！」

失去了自信，是否就等於失去了自愛？渴望得到父母肯定和社會認同的需要，是否意味著失去了純真？我想，是的。我認為那次入學考試不及格，就是伊甸園發給我的驅逐令，但人怎麼可能被自己的花園驅逐出境呢？而你又是在何時何地，如何失去了自己的純真呢？

長大成人之後我也玩遊戲，那遊戲也和許多醫師都一模一樣：我可以讓別人相信我，藉此自我療癒，變得相信自己，如果別人能信任我，或許我也會認為自己很優異；如果別人因為我的高學歷、豐富知識或精彩的演講，而覺得我很聰明優異，我就不會覺得自己很差勁；如果我讓別人高興，使他們喜歡我，也許就能得到他們的認同。然而，現在的我已經成熟了，我知道若我不認同自己，別人的認同，永遠也無法填補我的空虛。

也許我們當中有許多人因為失去了純真，所以才會常常因為潛意識裡錯誤的動機——即為了獲得別人的認同——而做出對的事。許多人仍舊迷失在伊甸園外，強迫自己滿足他人的需要，希望藉由交易的方式，讓自己回到伊甸園。但我相信人類天性，即使沒有神經質似的罪惡感、犧牲奉獻的精神，或獲得認同的需要驅使，也會願意幫助他人。若我們能照顧自己的需要，而不是試圖以利益交換，或操弄控制的方式，要求別人照顧我們的需要，就必然能夠使這世界變得無比美好。

內在感知能力

喬依博士的工作坊帶給我重新發掘童年的喜悅，使我讚嘆不已，因此我真心希望能讓更多人知道內在感知能力，能幫助我們覺察生命的能量，甚至幫助我們透過五種感官的知覺，觸摸到他人的想法。

因為有幾位父母請我教他們的孩子什麼是整體醫學，所以某個星期天下午來了十四個小孩，年齡介於十歲至十四歲之間，我想要教他們什麼是內在感知能力。一開始，我例行性地告訴他們，什麼是健康和不健康的食物，以及如何運動，到了下午，半數的小孩都睡著了。

為了讓這些被父母強迫來聽課的孩子打起精神，我請他們閉上眼睛，輪流把手放在後院古錢冷水花的懸掛盆栽的上方，問他們感覺到什麼，但不要把答案說出來。

我知道競爭比較會影響他們覺察自己的知覺，也知道如果某個小孩說他感覺到植物散發出來的熱氣並告訴其他人的話，那些還沒有玩到遊戲的小孩可能在預先感覺到熱氣，或說出相同的答案。

我希望每個小孩都能擁有自己獨特的經驗，以及自己看待世界的方式，這世界並沒有所謂的正確答案。我不驚訝他們擁有的感知能力，卻對他們能超越一般的五種感官知覺，而能經驗到人生的某一個層次而感到驚嘆。

摸過古錢冷水花之後，他們會依序過來找我，小聲說出他們的答案，也些人感覺到刺痛，有人覺得麻麻的、涼涼的、有人感覺到熱氣，還有人閉著眼睛，感覺植物的顏色，甚至少數幾個人用味覺和嗅覺去感受，但沒有人說古錢冷水花跟

“若我能欣賞花朵之間的不同，
是否也能接納人類之間美好的差異？”

他們說話，或許這答案就算是對十歲的小孩來說，也還是太怪了。

我得到非常大的鼓勵，所以決定先下課，並跟他們說，明天早上的課在九點整開始，他們也非常興奮。那天晚上我請喬依絲在桌上放一盆植物、一根木頭和足球，然後蒙著我的眼睛，讓我用手去感覺那三樣東西，結果我成功找到桌上那三樣東西的位置，因為在伸手感覺植物之前，我就已知道植物擁有最蓬勃的生命力，也知道生命力比較微弱的地方是木頭的位置，最後，因為足球完全沒有生命能量，所以我能靠著不存在感，來判斷足球的位置。

到了早上，我迫不及待地開始當天的課程，並引領期盼小孩的到來。我分別蒙住他們每個人的眼睛，隨意更換桌上盆栽、木頭和足球的位置。十四個小孩裡面，有十個率先找到足球的位置，他們不像我是利用刪去法，而是利用一種更深奧的感知能力，使我佩服地五體投地。他們到底感覺到了什麼我沒感覺到的？他們在三樣東西上面，都感受到了能量。

我曾經修過有機化學的課，所以知道植物是活的，會發出能量，但足球是沒有生命的，因此再怎麼樣，也只可能散發泥土的味道。我的感官知覺很顯然受到過去訓練的影響，但這群小孩並沒有上過有機化學或無機化學的課，因此仍然保有純真。而他們能這麼迅速「命中」足球的位置，是因為他們在生活經驗上與足球的連結最深。

這群小孩所擁有的天真單純，使他們能像初學者一樣去感知、去接納。在課程結束離開之前，我和十四個小孩，蒙著眼睛在房子和花園裡跑來跑去，去摸、去感覺、去嗅聞、或去嚐嚐每一樣東西。那天真的非常痛快！

這群小孩使我清楚明白，我們每一個人都能按人生教導我們的，創造出自己對於這個世界的想像與故事。若我們對於結局存有偏見，或排斥任何潛在的可能性，相對地也會侷限自己的人生體驗。科學家約翰·李利（John Lilly）的想法非常正確：「科學實驗和經驗都已證實一件事，那就是人若相信那是真的，那就是真的，我們應該超越科學和經驗這兩套信仰體系。」

透過這群小老師，我找回了純真，並超越了個人的信仰。「掃描」過花草樹木之後，我發現每一株花草樹木，似乎都有自己本身的特性，或者也可說是獨特

> 充滿驚喜的人生，就是健康的人生。

的能量，我相信自己必然也絕對是與眾不同的。若我能欣賞樹木之間與花朵之間的不同，是不是也能接納每一個人的美好與差異？若我能與自然對話，並感覺它們的回答，那麼或許我也能安靜地聽病人說話，並觸摸到他們的想法，感覺到他們的愛和痛苦？內在感知能力改變了我的臨床工作，也使我明白紀伯倫（Kahlil Gibran）在《先知》所說的：「當你愛人的時候，不應說『神在我心裡』，而要說『我在神的裡面』。」

內在感知能力就是無條件地體會在我們之外，有一個比我們更大的存在，而我們也真得屬於它。獲得同意之後（在隨性行動之前，先問問自己或別人），我們就能夠感覺樹木、花草、石頭，或甚至坐在對面的人的想法，而那些我們所感覺到的，其實都是自我的延伸。

我們與眾生之間都存在著有意識或潛意識的關聯。當諾貝爾物理獎得主海森堡（Werner Karl Heisenberg）證明了他所提出的「不確定原理」（Law of Uncertainty），主張實驗中觀察者與觀察對象實為一體之後，就將詩人華茲華斯（William Wordsworth）的詩所說：「我與那些與我相遇的，同屬一體」向上提升到另一個層次。

在一九七七年，某個星期日上午，那十四個小孩使我明白，自己所信仰的真理，能形塑自己的真實世界。若我們能對於所有的可能性保持開放的態度，人生就會充滿驚奇、讚嘆；而充滿驚奇的人生，就是健康的人生。然而，當我們進入另一扇窗，讚嘆真實人生的另一種可能性時，也不必然需要關上眼前這道門。

重新找回純真之後，我發現自己愈來愈難接受絕對的真理。無論是傳統醫學、整體醫學、飲食療法、運動、禪定、針灸或脈輪，基本上我對所有的事情都提出質疑，但同時也遠比以前，更接受上述所有醫學的內涵。

盡情充實地享受人生，不要再四處尋找奇蹟，因為**你**就是奇蹟。每一天、每一分、每一秒，你都與眾生連結，過得開心才是人生最重要的目的。與你的人生對話、與人生產生共鳴。因為共生，矛盾融解成為一體，論斷消失變成清透，不確定性則變成自由揮灑的劇場。我可以感覺得到，笑面佛知道你是本身其實就是真實世界的起點，也是終點。

透視健康

7

健康，其實是如何保持平衡的問題。

我覺得自己的身體裡有一個細胞，又或許每個醫師的身體裡，都有這樣一個細胞，大喊著：「不要忘記我，不要忘記你小時候立志當醫生的那個時刻，當時的你，會知道現在的你，是什麼樣的醫生嗎？……不要忘記我，不要忘記你為什麼會成為醫生。」我必須得要知道那是什麼聲音，因為那靈魂的呼喚，是純真的聲音。

無法尊重純真的聲音，是否是造成醫師、牙醫、護理師、社工和心理醫師的自殺率和吸毒率居高不下，以及存活率普遍下降的另一個主要原因？傳統醫學是否能聽到並結合心裡所聽到的聲音？我想應該可以。同樣地，病人的內心也會有個聲音，它知道健康與治療，不只是一般所教導的那層意義而已。

常有人聽我在演講中辛辣地諷刺目前的醫學，他們之後來找我，並問道：「為什麼沒有更多像你一樣的醫生？」我的回答很扼要：「要是醫師都像我一樣的話，那不就天下大亂了。」

在一九四〇年到一九六〇年間，醫學和一般大眾的關係就像是親子關係。醫師本身經常奔波勞碌，甚至忙到沒有時間照顧自己，為了趕上因大蕭條和戰爭所延宕的工作與醫療水準，個個更是夙夜匪懈，效率和進步帶領生命研究的各個領域都走向專業化。因此，我們不再擁有各方面的知識，包括栽種自己的糧食、建造自己的房屋或照顧自己的病痛，反而請他人代勞，滿足我們的基本需求。於是，如同小孩漸漸長大之後開始厭惡大人那樣，我們也開始反對那些照顧我們的人。

到了一九七〇年代，醫師和病患的關係，慢慢從小孩／醫師，演變成為青少年／醫師的關係，加上受到嬉皮運動的鼓舞，病人開始蔑視權威，反對醫師或其他的控制，這場反對的運動也催生了七〇年代的自我成長風潮。

於是，愈來愈多介紹回歸自然飲食、運動和禪定的書籍充斥著市場，推廣心靈／身體整合的研討會傳單如雪片般飛來。愈來愈多民眾了解，我們其實是以每一個病人的全心、全人作為代價，換取從高度專業化醫學所獲得的好處。於是家庭常備藥再度流行，人民想要回他們的權力，而且是現在！「自己的性命自己救」成了新的意識覺醒座右銘，與此同時，醫師是神的迷思與神話也漸漸沒落。

但問題是，一旦我們讓出自己的權力就很難收回來。因為權力不僅使受到控制的人感覺綁手綁腳，也同樣壓得大權在握的人喘不過氣來。權力不一定會使人快樂，因為權力的本意就是獨享和孤立。不幸的是，身體被拆解以及失去控制權就是現今生活的寫照，我們逐漸變成自己所創造出來的作品——毫無人性的電腦。

整體醫學則是企圖將過去失去的找回來，並認為身、心、靈不只需要我們的關心，更需要療癒。我接受過良好的訓練，成為整體醫學的專家，社會大眾不僅接受了我，也接受那些因質疑醫學典範而催生了整體醫學的其他醫師。

新醫學潛在的可能性使我深深著迷，整體醫學是受到社會需要影響而產生的當代醫學，非常理想主義，也帶有反叛的意味。整體醫學希望藉由這種革命性的運動永遠改變現代醫學，雖然改變的過程不像我們這群早期支持者預料的那樣，但它也確實改變了現代醫學。反對改革的保守派修改並盜用了整體醫學一些比較重要的思想，將之據為己有，這都與他們對待其他革命性的思想如出一轍。

舉例來說，早就在好幾年前，大家就開始討論運動對於健康的重要性，但現在醫師卻成了把關「運動生理學」的守門員；飲食和健康的關係自古以來即眾所周知，但醫師卻於過去幾年，才開始承認健康飲食的重要性；東方文化早已將禪定融入在日常生活中，但直到近幾年來醫師才將禪定重新命名，稱為「鬆弛反應」（relaxation response），並承認這種療法可能對病人有些益處。往往醫學團體為了理解、組織或嚴格控管所有事情，卻反而容易在過程中貶抑了傳統智慧的意義，而不是提升傳統智慧的價值，這現象雖然令人遺憾，卻是事實。

這些年來，整體醫學被稱為「另類醫學」或「補充醫學」，最普遍則稱為「綜合醫學」。這些名稱雖然承認這些醫學的正當性，卻只將整體醫學歸為隸屬醫學領域的其中一支。

我非常同意那些死心塌地留在整體醫學領域的醫師。真正的整體醫學是心的醫學，關心病人的整體狀況，強調醫師與病人在健康和生病過程中一同分擔責任，建立共同創造的關係，這就是「當事人中心治療法」。這種療法不僅重視同理傾聽，也以羅傑斯所稱的「高度尊重」（high regard）的態度來面對病人。整體醫學是身、心、靈的醫學，任何信奉這些概念的都可稱作整體醫療師，至於過程中使用的療法，與整體論是沒有任何關係的。

雖然整體論非常強調責任，其主張也大多正確，但我希望自己最好不要在整體醫學大會中生病，若你真的不幸生病了，會有來自各路人馬的醫師使出渾身解數，運用指壓按摩、針壓、針灸、羅夫按摩（Rolfing）或極向整合療法來治療，希望能救你免於因果之死、焦慮的「破口」或下背部的疼痛，如果這些都沒有效，他們還可以試試咖啡灌腸法。

我嘲諷的，並非另類療法本身，而是那些假借新世紀的名義，私底下卻勸人進行一些新「療法」的人。我從來沒有發現任何能治百病的萬靈丹，無堅不摧的銀色子彈老早就已經被獨行俠用掉了。

無論是傳統醫學或綜合醫學，都應該因人而異，而不是一體適用。我對於各種醫療方式都保持開放的態度，但是請讓我有所選擇。我遇過很多即將不久於世的人，「神奇療法」不僅使他們散盡家財，也身心俱疲，而他們之所以會早逝則是因為沒有接受適當的西方醫療。

重新定義健康

我想到一個偉大的人道主義者史懷哲的故事。有一次當史懷哲在非洲接受訪問時，記者注意到史懷哲博士的手臂上有一隻蚊子，於是像大多數人那樣替他打死了蚊子。史懷哲博士因此斥責那位記者說：「先生，你打的那隻是我的蚊子。」所以，如果你參加整體醫學研討會時看到我扶著頭，拜託，請不要幫我——因為那是我的頭痛。

醫師診斷時所使用的病名可能會限制了醫療效果，並往往使病人心生恐懼，阻礙恢復。我建議醫師只要自己知道診斷結果就好，但別說出病名，而改稱「差異」，並定義為「身／心趨向不健康的診斷」；針對差異的治療，可被稱為「改變」，並定義為「身／心從不健康到健康的變化」。因此，療程的唯一目的在於開啟改變的開關，順著這樣的脈絡，我們可以說健康是活著的過程，而不是產物或結果。

人生任何一個時刻的覺醒，都使我們為古老的問題發現新的可能性。我又想到了希臘神話的醫學之父亞斯庫勒比爾斯（Aesculapius）的一個故事：亞斯庫勒比爾斯有一天被蛇咬到，他醫好了自己，然後又被蛇咬到，但沒想到上一次的治療方法竟然無效，從此他的人生就是不斷被蛇咬，不斷地尋找新藥方。我們是否能以新的眼光看待人生的每一時刻，而不是總以舊的答案和固定的標籤，來面對人生的問題？

要得到健康，最重要的是不能讓任何人（父母、老師、情人和醫師等）和任何事（學校、宗教、婚姻、工作和疾病等）阻礙我們愛自己、愛別人或體驗人生，因為人生的每一時刻，都是專屬於你的。從此，你就能在人生的候診室遇見佛陀，使你看見有能力改變的自己。人生的每個時刻都隱藏著訊息，為使你預備下一個階段的到來。我們有多麼執著於過去或期待未來，意謂當下的我們有多麼痛苦。每一個時刻都是一份收穫，能使你更深體會人生。

就這點而言，如何定義健康，端視我們如何面對自己的人生，當人生改變，健康也會隨之變化，健康就是對於人生的接納與感恩。我們可以稍微了解一下有哪些健康的內涵是醫學專業人員經常拿來吹噓推銷的。

食物

面對現實吧，無論你煮的食物多麼健康，包括有機蔬菜、高纖麵包、低脂／低膽固醇的有機火雞，和新鮮水果做成的高抗氧化點心，但如果人是在緊張壓力底下吞進這些美食的話，這些食物就不可能健康。只要是在不健康的條件下吸收或消化的，都不能稱為世界上最健康的食物。

我小時候在家裡吃的晚餐，可能是全美國最特別的了，晚餐時間其實就是機智問答時間，例如：「保羅，你的背伸不直嗎？……坐好吃飯……你疝氣了是不是？……有沒有在聽？……今天在學校如何？……有考試嗎？……臉上那個是粉刺嗎？……你有沒有用肥皂？……不喜歡豌豆嗎？……不吃豌豆，就不能吃點心！……保羅，你是不是換襪子了？……你學會吹黑管了嗎？……很好，你已經學會了，吹得如何？……保羅，是你在抖腳嗎？……保羅，你在緊張什麼？」

我從不認為那些問題不好，或沒有挑戰性，但我反對他們在這時候問我問題，他們的問話，幾乎跟我吃飯的動作同步，這時間點實在太怪異了。飯桌成了戰場，或者說，吃飯像打仗一樣。吞下食物，就代表我打贏了，若是沒了胃口，那麼就是我父母打贏了，我一點也不想待在餐桌上。

就算到了今天，我狼吞虎嚥的速度仍然快得嚇人，把食物夾進嘴裡的協調性，好似某個隱形舵手划槳「一、二、一、二」的吆喝聲那樣整齊劃一。

如果你對上述場景並不陌生，那麼你可以在安靜品嚐食物的時候，開始嘗試欣賞食物不同面向的風味。比如說，咀嚼米飯的時候會發出種輕柔、微妙的聲音，咀嚼菜薊，會嚐到獨特的泥土香味，牙齒滑過菜葉的時候，會發出滑溜溜的聲音，最後則有美妙的餘味猶存，清新我們的味蕾。飲食就像健康一樣，其實也是心理狀態的展現，是你所選擇的食物與你之間的關係，或許最重要的，是與你如何看待、感覺你所吃的食物有關。如果我們認為那食物很健康，是否就代表真正健康？如果我們被灌輸垃圾食物的壞處，是否就代表那食物沒有半點價值？

某一次參加聚會的時候，我看到一個吃素的人翻遍了每一片菜葉，只為了確認裡面有沒有參雜邪惡的培根碎屑，挑了大約二十分鐘之後，他才開始慢慢地切開菜葉，小心地放進嘴巴裡面，疑心重重咀嚼這些食物。正當他要吞下第一口的時候，我大喊：「你剛那口有一小條培根！」他倒抽一口氣，恐懼地說：「天啊！我應該全吃下去了吧！」我們賦予自身以外的事物意義，其力量之大，著實令人嘖嘖稱奇。

對其他人的味蕾而言，培根簡直是人間美味。身兼醫師及作家的詹保斯基（Gerald Jampolsky）給予我們一個很不錯的提醒：「愛，就是不再恐懼。」同理，健康也是如此。恐懼不僅能控制人，也自我限縮。我對於離開醫學界的恐懼，與那人害怕吃到培根，或你害怕蛇都是一樣的，我們都喪失了自己的力量，也失去了對自己的愛。

某次我受邀到加州的拉谷納海灘，針對飲食、運動和禁食演講。演講一開始，我跟大家說：「我一直都對拉谷納海灘非常有興趣，也深受這裡美食的吸引，因為這裡有賣全世界最好吃的手作焦糖夾心巧克力。」

接下來就開始了我的演講：「健康，其實是如何保持平衡的問題。」我主張，健康是一種介於高（hypo）與低（hyper）這兩種不健康狀態的平衡位置。舉例來說，血壓過高，即高血壓症；血壓過低，則是低血壓症，因此無論高血壓或低血壓，都是健康不好的狀態。血糖過低，稱為低血糖症；血糖過高，則稱作糖尿病；介於兩者之間，才算是胰島腺功能運作正常。免疫系統降低可能導致某些癌症的發生，但也有些疾病是因為自我免疫系統過於旺盛而造成。所以，生病的相反並不是健康，而是另外一種病。

現在，既然世界上唯一不變的，就是永遠都在變化，健康和不健康（dis-health）的狀態也必然不斷地在變化。「不健康」這種疾病至今尚未被承認，在某種層次上，人並不容易察覺他們是否正處於健康或不健康的狀態，所以需要借助某些量化的標準，幫助人在可明確感受到病痛之前，確立他們是否生病。反之，我們也需要某些量化的健康標準和時間，使生病的狀態反轉回健康的狀態，並且人們往往發現，時間本身就是最符合經濟成本效益的療法。

演講之後，前排有一位上了年紀的婦人站了起來，除了不認同吃焦糖的部分，基本上我演講中所說的，她都十分同意。她告訴我們罹患癌症之後，她是藉著改變飲食習慣，並特別戒掉糖和巧克力之後，治療才開始發生效果，她還說道：「先生，你這是在誤導大眾，讓他們以為巧克力是無害的東西。」我同情地看著她說：「女士，我相信焦糖夾心巧克力對你來說不是好東西，也相信你已經痊癒了，但我也必須說，焦糖對我而言，是好的食物。」

就因為自己也經歷過開始相信針灸和按手治療的轉變，所以非常能體會，當人能做到那些文獻未曾記載、未曾被大眾接受，或別人未曾體驗過的事情時，會迫不及待地想要教導別人，或是強烈催促別人也做同樣的事。這是我的人生故事——或許對於每一個竭力說服他人，能夠透過哪種最新的方式獲得健康的人來說，他們也有這樣的經驗。

輔導慢性病患的那段期間，我曾經因自己的成功而自鳴得意，但我也必須了解，這些會聽從我建議的人來找我之前，其實早已有其他委託人為他們做心理建設，而治療的核心就在於，他們那顆願意接受的心和信心。其實，健康就掌握在他們的手裡。雖然心裡面那個驕傲的自己，不斷要我相信是自己療癒了他們，然而，療癒他們的並不是我。

每當我嘗試新療法的時候——有時是傳統醫學，或針灸、飲食療法、運動療法、禪定、能量醫學，或諮商輔導——總有人對我或我所推出的療法甚為著迷，

“時間本身往往就是最符合經濟成本效益的療法。”

雖然病人痊癒的比例非常高，但我不確定這種經驗是否可以被他人複製，這並不表示我覺得自己是江湖術士。醫師和病人之間的關係和共同信念不但非常主觀，其力量之強大，也遠遠超過言喻。沒有任何一種療法能變成銀色子彈，所謂的銀色子彈，指的是病人和醫師在治療過程中的信心。

不過，經過一段時間之後，我發現每個新療法都有其限制，並沒有什麼療法擁有絕對的療效。不同的對象適用不同的治療方法，治療時機也不盡相同。即使一開始的治療似乎不見起色，也不代表將來仍會失敗。理想上，病人也應該將自己的層次提升到與醫師相同，並能從各式各樣的現行療法中做出選擇。

那天在拉谷納海灘斥責我的婦人其實是個好人，她所接受的治療，對她以及其他人而言，應該算是正規的療法，而我也相信人經過教導之後會選擇吃正確的食物，但這世界上並沒有一種飲食、醫師、療法或方法，能適合所有的人。擁有選擇權本身，就能帶來療癒，而病人也應該培養自己選擇的能力。

讓我再分享另外一個關於飲食的故事。某次的聚餐中，有位老婦人請我把鹽巴遞給她，我把面前那個木雕的鹽罐拿給她，她舀了一大匙灑在蔬菜上，我雖然感到震驚，卻什麼也沒說，晚餐過後，我才問她關於鹽的事情。

她回說：「我都是這樣吃鹽巴的啊，事實上，每次我不太舒服的時候，就會倒一杯溫開水，再加幾匙鹽巴，喝了之後上床睡覺，通常第二天早上醒來的時候就好了。」

「真的假的！？你幾歲了？」我問。

「八十八歲了。」她笑著說。

每個人適合的食物和療法不同，因為每一個人都獨一無二，不知道你我是否都有足夠的自信，不管別人的規條為何，仍尊重內心所擁有的知識？我必須坦承，我一直想吃素，但我突然發現：「如果上帝希望我變成瘦巴巴的素食者，又為什麼將我生成猶太人呢？」讓我們一起學習保持恰當的健康吧！

運動

我想，現在該來挑戰運動這個主題了。我曾有一個持續多年的運動習慣，冬天的時候每天都認真地跑八公里到十三公里，且幾乎整個夏天都在衝浪。一九七六年，我因為動膝蓋手術的關係，好幾個月無法跑步或衝浪，但我沮喪的原因不是缺乏運動，而是因為我被迫面對需要藉由跑步來逃避現實壓力的事實。我必須藉由跑步暫時忘卻扮演盡責的醫師、丈夫和父親的角色，以及養家活口的壓力。慢跑能幫助自己暫時脫離那些角色。

今天，運動的人已經愈來愈多。加州到處可以看到一群又一群跑來跑去的野生慢跑族群，如果一不小心在慢跑時跌倒，極有可能非死即傷，身上還會蓋滿了許多愛迪達、耐吉、或銳步慢跑鞋的鞋印。慢跑和有氧運動已普遍為社會大眾所接受，是麻痺心靈的一種快速又便宜的方式，因為有氧運動會消耗全身的力氣，麻痺你心裡的焦慮。

若你想了解什麼是急性反應性憂鬱症（acute reactive depression），可以去找找那些超過一週都不得慢跑的人。當他們被迫停止活動的時候，就必須面對跑步的根本動機，可能包括逃避工作、家庭、金錢問題等。

的確，因為有氧運動的風行，所以現在已經愈來愈少人需要看心臟科醫師、去匿名戒酒會或看心理醫師，但整型外科的門診病患卻增多了，手術室擠滿了因為慢跑傷到臀部、膝蓋和腳踝的病人，我們的身體根本無法承受這些一而再、再而三的運動傷害。

其實，運動跟飲食一樣。人之所以吃好的食物，應該是出於對食物的喜愛，而不是為了排便順暢；同樣地，人之所以運動，也應該是因為興趣，或是因為欣賞身體流暢優雅動作，而不是逃避自我反省的責任、沮喪的情緒，或避免肚子肉很鬆的藉口。如果你什麼都不做，應該說如果你沒有運動的習慣，請切記，唯有當你真的能夠享受什麼都不做的時光，「不運動」才真正變成了好習慣。若你自訂的計畫對你有所幫助，請不要任意讓人說服你放棄。

禪定

我是早期體驗幽閉水槽（isolation tank）的實驗者之一，只要進入幽閉水槽，我不需要毒品就能感受到無限的滿足與幸福。我甚至自己建了一個水槽，每天診所或醫院下班之後，就會直奔回家，脫光衣服跳進水槽裡，蓋上蓋子，漂浮在超級夢幻島裡，不過短短一個月內，我就上癮了。

直到我了解到不需藉由外力，就可以獲得幸福與滿足，才戒掉幽閉水槽。因此我放掉了水槽的水，並開始在家裡後花園永無止境地禪定。我在介於慢跑和禪定的中間，發展出了某種為社會大眾所接受的方式，暫時逃離潛意識裡對於人生的幻滅。於是，我開始沉迷於禪定之中——而這完全都是為了人生的頓悟。

在我深入了解運動和飲食如何遭到誤用之後，我才漸漸發現自己也與許多人一樣，極力將禪定吹捧成萬靈丹，而現在寫這本書的時候，我才發現自己多麼渴望透過新世紀運動華麗動聽的答案而得到解脫。人生就像工作，除了非常辛苦之外，有時甚至找不到我們要的答案。我希望人生沒有焦慮、沒有疾病，也沒有死

要活得健康，就不能讓殘存的過去，
左右我們體驗當下。

亡，且能保證對抗老化，達到完全的健康。雖然我自認與眾不同，但其實與我演講中所說的那些心懷恐懼、遍尋解脫和確信，卻遍尋不著、徒勞無功的人沒有什麼兩樣。

東方的大師談的是對的飲食、對的運動和對的禪定，但所謂的「對」，並不一定是「正確」或「只有這樣才正確」的意思，反而是要專注和用心。我現在仍然會運動和禪定，但絕對不會因為覺得這種方式對我有效，就要別人像我一樣。你可以自己實驗看看，閱讀一些與你希望達成的目標有關的文章，按照自己的興趣和喜好來調整，用心做你自己的大師，並切記：健康，其實是如何保持平衡的問題。

唯有當你感覺舒服，或是想要尋求更健全的身、心、靈時，才嘗試禪定、運動和飲食療法，千萬不要將禪定、運動和飲食療法視為問題的解答，或只是為了逃避問題而做；同時，面對社會的流行趨勢，要小心謹慎，不要過於指望基因工程，將之視為所有病症的對策。如果我們不明白「愛」的重要性，也不了解是什麼阻礙了我們愛人、愛自己，那麼即使是最先進的基因工程，仍然會使我們不健康、使我們生病。無論是吃東西、運動或禪定之前，都要察覺自己的感受和想法，並事先將尚未解決的衝突與問題處理好，在那之後就盡情在運動中，享受身體所感覺到的喜樂，或在禪定中，感受體驗沒有包袱的平安吧。簡單說來，要活得健康，就不能讓殘存的過去，左右我們體驗當下的眼光與感受。

無論是你、我或是別人，無論身材胖瘦、肌肉鬆弛或緊實、神經質或心智健全，我們此時此刻的狀態，都可說是不錯的。我們不需要吃更多的藥或耗費更長的時間，我們需要的是愛自己的力量，而不是更多療法、更多對策、大師、電腦或答案。我們只需要學會愛自己，然後才能愛別人。

我父親曾經說過：「如果你連五分錢也沒有，怎麼可能給別人半毛呢？」另類醫學使我明白，愛自己、接納人生境遇是健康的基石，同時也是我們選擇留給自己，或送給人的五分錢。

療癒的鏡子

8

魔鏡啊魔鏡，
誰是世界上最漂亮的女人？
誰是我？
誰又是我們？

我們需要鏡子來看清真正的自己——不是牆上的鏡子，而是身邊的人，這個人不是映照出我們想像的自己或理想中的自己，而是映照出我們真正的樣貌或可能性的人。

真正的朋友是能帶來療癒的鏡子，他們雖然愛我們，卻也拒絕承受我們不當的怒氣；他們反映我們真實的樣貌，而不是吸收併吞。家人也能夠成為朋友，但這必然需要花上許多力氣，因為家人間總是存在著許多過往的包袱，包括童年時期的同儕相嫉、臆測和很難察覺的不滿。家人之間若要做到當下的彼此坦承，可能有些冒險，但無論如何都值得心甘情願而為之。

邁向健康必須跨出的另一步，就是在他人身上看到自己，並收回你自我否認的自私、狹隘、忌妒和憤怒。那愛論斷的、憤世嫉俗的、自咎的，都將緩慢痛苦地死去，這就解釋了為什麼從整體健康的觀點看來，我們的精神動態，會和飲食、運動和禪定同樣重要。

家人、朋友或甚至是陌生人——也就是路上遇到的佛陀——都可能成為最重要的治療鏡。成為治療者的條件，不包括名字後面的華麗稱謂，而是能夠誠實映

真正活著，
就是讓自己無懼地體驗人生的驚奇。

照出他人的能力。當我們與一個人**陷入**情網的時候，往往愛上的其實是對方反映出自己不為人知的那一面。而若與一個人**進入**愛的關係裡，並知道你愛上的那一位，其實是你自己，這就是療癒了。

透過一般的自我觀察，你能看見真實的自我，並了解到人生的每個時刻都將賜予你新的體驗，使你真正喜歡不同面向的你並引以為榮。這才是健康。

學習接受自己，並不是一條容易的道路。自古以來，「不被接受」早已成為驅使我們做更多事情，或成為更偉大人物的動機，因此，要培養接受的基因並不容易。

當我們成為他人的治療鏡，並在他人身上看到自己的時候，就不再企圖改變人們眼中的自己，或被論斷、被比較的自己，而是選擇寬恕或接納。當我們能健康地活著，自我覺察，活出詩意，或用心感覺的時候，就能開始活出人生原來的目的與樣貌。我們千萬不能忘記，自己為什麼會來到這個人世間——我們來到這世上，是為了要愛人，也為了被愛。

沒有真正活著

那些「生病」的人和我的導師都告訴我，若我們沒有真正地活著，又或者說，若不完全接納自己、終日緬懷過去、不活在當下的話，就是行屍走肉了。沒有真正活著，就是沒有活出獨特、出色的自己；沒有真正活著，就是不讓自己無懼地體驗人生的驚奇；沒有真正活著，就是與眾生隔絕；沒有真正活著，就是否定自我價值，也否定他人的價值。切記！切記！

維拉諾瓦大學（Villanova University）的開學典禮上，《親情無價》（*One True Thing*）的作者安娜．昆德蘭說道：「你可以假裝自己得了絕症，因為當你罹患絕症的時候，就會開始用喜樂和熱情，好好地活著。」

心中的佛陀

9

人的孤獨裡有和睦親密的智慧。
很久很久以前曾有過一體
後來分裂成兩個人
接著又分裂成許多人
現在，許多人卻想回到一體。

經過五年的輔導經驗之後，我需要整理出所有從「生病的人」學習到的健康智慧。生病的其中一項寶貴收穫，就是幫助自己內省，並有機會在孤獨中發現自己真正的本質。與病人相處的經驗，使我不需要疾病這位老師，就可以開始自己主動尋找孤獨。

當時我和喬依絲分居，並且把一些屬世的物品都放到福斯休旅車裡面，包括寫字用的禪桌、板凳、舊的木頭行李箱、一捲日式床墊和一個美國原住民的砂岩塑像，開始了沒有目的地的孤獨旅程。我從美國的西海岸旅行到東海岸，從德州跑到加拿大。才過幾個月，我就開始渴望與人接觸。因此，我還在洗衣店這個迷你小鎮裡實現我的小小願望，別人的聲音聽起來就像美妙的歌劇，看著烘衣機裡隨著漩渦轉啊轉的衣服，彷彿是一群優雅的芭蕾舞者。

另外，我好像每週至少都會有一次機會接觸到醫療，有時是遇到車禍或腳踏車禍而停下來幫忙，還有一次則是在去汽車旅館淋浴時，衝出去調解家庭暴力問題。某一天，幫助一位坐輪椅的婦人前往布萊斯峽谷的景觀公園之後，我從路邊載了一個又髒又臭的人，他是我輩子所看過在路邊攔車的人當中，最髒的。他計畫靠著自己一雙腳，在完全沒鋪柏油路的地方走出一條新的路，卻不小心喝了被梨形鞭毛蟲汙染的水，身體狀況變得很糟——某方面來說，他也算是傳奇人物。他在去醫院的路上用僅存的力氣，還唱了一首歌，與我分享他的旅行故事。每一天對我來說，都是一段醫療的冒險旅程。

在孤獨中，我不只能感受到喜悅和樂趣，也發現了另外一面，那就是寂寞。我們可以將寂寞視為一份很棒的收穫，因為它提醒了我們和睦親密的喜樂，不過也許最重要的是，寂寞使我明白，最需要療癒的人，其實是我自己。

在旅行的這九個月中，我開始跟自己對話。我還記得有一次在英屬哥倫比亞的某個偏遠山區，正要去上廁所的時候，我把頭轉向休旅車空無一人的後座，自言自語說：「我不知道你們有沒有這種需要，但我真的很需要解放一下。」那是我第一次覺得，差不多應該要重新回到文明社會了。

我在加州的卡梅爾（Carmel）住下來，租了一間不到六坪的房間。房間三面都有窗戶，向外可以看到美麗的玫瑰花叢，偶而利用電熱爐煮食，跪坐著在禪桌上吃東西，睡在日式床墊上，而裝有寢具和衣服的行李箱，則變成神壇，上面擺著原住民雕的塑像。飯桌雖然安靜，卻也如交響樂般熱鬧，還有筷子與瓷器所敲打出來的旋律。除了廁所太小之外，一切都非常完美。那廁所之小，使我不得不像子宮裡的胎兒那樣，將這副快一百九十公分的身軀彎成完美的姿勢，才能把門關上。

我的自我探索之旅，仍未結束。此時的我過著像僧侶般的生活，偶爾才見見朋友，或去大蘇爾散步，尋求自然的慰藉。我想若有人能定時送餐給我的話，我可能就會永遠待在大蘇爾度過餘生了。大部分時間我都在研究腦海中的想法，並留意這些想法如何影響到身體的潛意識與下意識反應。當我想念父親的時候，可能會突然感到飢餓，對於已過世朋友的想念，也許能藉由聽音樂或看書而壓抑下來，我開始注意到身體對於思考的反應，會阻礙感覺的發生。

最明顯的是，我慢慢理解到，我們沒有辦法控制自己不在進行同樣的動作之後，產生重複發生的想法，習慣性的潛意識行為模式，完全支配了當下那一瞬間。因此，我開始懷疑在日常生活中，有多少思考模式是自主產生，使我們困在自己的心思意念裡，與身體、心靈和人生失去連結。我開始拆解自己的思考方式，並觀察對於這些想法的潛意識反應，這些資料後來都成為我與唐娜．馬丁合著的《人生新眼光》（*Seeing Your Life Through New Eyes*）一書的靈感。

最後，我持續研究自我觀察的情形超過三年。我的心變得更加平靜，而反射作用的行為模式漸趨和緩。研究自己的思想其實挺有趣的，肥皂劇和《歡樂單身派對》（*Seinfeld*）是我唯一的心靈鏡子，我更因此想要寫一本書，書名叫做《你應該看看我獨處的樣子》（*You Should Be with Me When I'm Alone*）。

我也會花上好幾個小時、好幾天、甚至好幾個禮拜，思考健康和療癒的議題，也思考人生的意義。我仍然持續與自己對話，就像電影《浩劫重生》（*Cast Away*）裡面湯姆．漢克斯開始對著排球威爾森說話那樣，我也開始與自然（石頭、樹木和動物）對話，自然也會回應我，我的身體與眾生有了共鳴。

同意

在那五年孤寂的生活中，我也學習到什麼是自然同意律（nature's law of

permission）。你若要注視某一個人、抱人、親人或與人做愛，都需要經過他人的同意，同樣地，摘一朵花、拿起一顆石頭或與人一起做什麼事情，其實就是透過某種神聖的儀式，祈求對方的同意。獲得同意之後，兩方以上的當事者就得以結合，成為一體，而一心一意祈求同意能召喚療癒的神靈，使各方的心靈合一，重新與眾生結合，美國原住民將這種有意識的行為稱為「優美的步伐」（walking in beauty）。

徵求同意是向上天發出懇求的祈禱，使人謙卑。徵求同意，是希望與眾生本源結合的請求，可說是世界上最神聖的表現。徵求同意更是向療癒的神靈的請願，雖然看不見、摸不著、又無法參透，但療癒的神靈卻是連結萬物成為一體的重要存在。

所謂意識，其實就是覺察到每一段關係的重要性和每段關係有所衍生的結果。石子投在水面上會出現一圈又一圈的漣漪，同樣地，整個集體意識裡的每一段關係也會產生無限擴大的連鎖效應。因為人生中的每一個表現，都可能與你自己或某人、某物有關係，所以每一段關係都是神聖的。因此，在進入每一種不同形式的關係之前，都必須了解「同意」的這個概念，而關係的尊重，則仰賴雙方都說「好」，或某一方說「不好」。「不好」表達了界線的約束，可以否決另一個人所說的「好」，若否決這些界線，就是對另一個人的侵犯，而不尊重自己表達的「不好」，就是對自己的侵犯。

尋求同意的表現，在自然界裡隨處可見，蜜蜂和花粉之間的關係也是尋求同意的表現。舉例來說，若你有機會參觀羅伯特·歐文（Robert Irwin）在洛杉磯蓋地博物館的花園，就會在他創造的內在恆定環境中，看到某些小動物與其他花草植物共生共榮的畫面。

進行食物交換的螞蟻之間也可以看到徵求同意的現象，食物交換能促進螞蟻之間的社會關係，一隻螞蟻選擇性地藉由化學物質碰觸另一隻螞蟻，藉此告訴對方牠去了哪些地方，或是牠之後要去的地方。

另一個例子是人類發現的無性生殖，即細菌能透過彼此連結的原生質橋交換ＤＮＡ。ＤＮＡ受損的細菌可以利用另一個擁有健康ＤＮＡ的細菌作為樣板，結合產生健康的ＤＮＡ。加州大學爾灣分校的羅斯（Michael Ross）博士和希基

“同意使得兩個以上的個體，得以結合成為一體。”

（Donald Hickey）博士稱這種現象的動力為「自我修復」。基於損傷的細菌，好像會挑出某一個細胞來完成自我修復，我能夠知道那必然是出於同意過後的結果，DNA受損的細菌也能侵入死掉的細菌中，完成自我修復。

我們也像細菌一樣，會不由自主地受到某些能治癒內心傷口的人所吸引。我們擁有幫助自我修復的內在知識，這種本能遠超乎我們的認知，也許這就是人與人建立關係的原動力。另一方面，我們或許也常常藉由探究過去和療癒現在，完成自我修復。

人類是這地球上最年輕的物種之一，在演化史上，仍像個少不更事的小伙子，這就難怪我們會為了獲取同意而與自然搏鬥，難怪我們想要控制自然，或是想要向自然爭取自主。然而，雖然地球上的生命表面上看起來都不盡相同，但其實我們的DNA序列都十分相似。同意是一種愛的表現，也是我們與眾生連結的橋樑，使個人或全體人類，都能邁向成熟。

愛

在孤獨的那段日子裡，愛開始浮現出另一種新的意義。我發現，我們只有在同意的過程中，才能開始了解什麼是愛。「愛」這種吸引力挑戰了物理學異質相吸的原理，因為愛是唯一同質相吸的吸引力。我們不知不覺地愛上了存在於內心深處那遺忘已久，又急於否認的自己，換言之，在某種意義上，愛，其實是自戀的。

愛是引領我們的明燈，無論是回到自己或走向他人，為的都是要使我們尋回自己，這就是心靈為尋找自我而發展出的吸引本能。藉由在他人身上看到自己，愛就成了自我接納的表現，在愛裡面，我們不會失去自己，反而會找到自己。愛不能被占有、收回，也無法為人完全了解，愛是眾所周知的永恆之地，愛就是**本身的存在**，任何定義都將貶抑了愛的意義。

當我們說失去了愛，其實是經驗了錯誤的愛，因為一旦你得到了愛，就永遠不可能失去，那之間的羈絆是永恆的。你與所愛的人之間，存在著永恆的婚姻關係。找到心靈伴侶，就是找到你自己。

你是從愛而生，因此也是有形的愛，需要療癒的是你以為的自己，並不是愛的假象。

性的吸引力

有了愛之後，我們的腦袋就開始受到性的吸引。性可能因愛而生，也可能有性無愛；但愛則不同，愛本身就已完全。性的誘惑及其中的激情，往往是使我們邁向療癒的那個誘因。同樣，吸引力並不一定是物理層面，也不一定是同質相吸，重點在於，我們應該了解性的誘惑背後隱藏了某些訊息。因此，我們應該要理解性的激情，與其背後隱含的意義，而非順應激情，有意識的關係能帶來深刻的覺醒或療癒。在人生中，性愛的存在，驅使我們自我修復。細菌利用原性生殖來修復受損的DNA，同樣地，愛神也是連結、與他人結合的原動力。

儘管性的吸引力具有療癒的力量，但若不透過行使同意的潔淨過程，就有可能減損了療癒力量的豐富與完全，或甚至造成傷害。或許，性解放運動的發生，就是企圖為熱切渴望修復的人類帶來救贖。性的吸引力之所以強大，是因為它滿足了心靈追求合一的渴望。

當一方的「好」與另一方的「好」結合，這時候性的吸引力將已近似死亡的經驗，因為激情的當下消融了界線，使兩人成為一體，彼此之間不再存著差異，時間也靜止了，那一刻即是永恆，死亡因此有了生命。巧合的是，激情也能在有意識或無意識的情況底下，開創出新的生命。

然而，性吸引力的禁令，往往曲解了背後深刻的目的。因為禁令是論斷的始祖，使大部分的社會過著麻木、沒有生氣的生活，那種了無生氣比身體的死亡更甚。我們都渴望能碰觸人、被碰觸，或愛人或被愛，然而，若這些本能遭到阻擋，極有可能在拘禁的牢籠中暴怒，往往會以不當的方式宣洩釋放出來。若碰觸的渴望未被滿足，可能會轉變成暴力，無法表露的愛，也可能變成憎恨。

要有意識地尊重性的誘惑，就必須肯定性擁有與宇宙共鳴的療癒能力，經歷修復，也必然經歷喜樂。

男與女的心靈

經過數小時細想男性與女性心靈的差異之後，我從遺傳學和生物學中找到最令自己滿意的答案。我了解到人類容易在企圖了解宇宙樣貌的同時，忽略生物源起背後所表現的意義。在顯微鏡底下，女性的X染色體在二十三對染色體當中，似乎最為醒目，而男性的Y染色體顯然是最小的，因此，我懷疑聖經相信女人是從亞當的肋骨所造，是否是男性自卑感的投射。較為可能的是，男人其實是從女性某一段染色體所造。

某些物種則是單性生殖，不須受精就能產卵，卵本身就具生命的潛能，但精子卻沒有自行生產的能力，得需要有卵子，才能複製本身的DNA。精子唯一的目的在於製造差異、提供更新以及演化的機會，雄性也只是就近扮演保護下一代免於災難的角色。

在某些魚種裡面，只有在環境惡化的時候，才需要雄性基因，情況有利或族群過量的時候，雄性則會變回雌性。如此看來，雄性似乎本來是雌性，若缺乏雄性睪丸接收器的基因，那麼雄性外表看起來就會像個極其正常的雌性。有時候會有病人跑進婦科診所，向醫師抱怨月經遲遲不來，這時就容易產生像這類的誤診。比較有可能的是，男人是從女人而來。

因此，若從最初起源的發展來思考的話，我相信女性的心靈受到了生存需要的支配，無論是在意識或潛意識層面都知道何為生存之道。另一方面，自卑感則驅使著男性的心靈，盡一切的努力符合女性未被滿足的需要，滿足女人的需要使男人獲得短暫的自信，因為提供保護就是男人的天性。歷史上證明，婚姻大多是「我還想要」與「我會給你」的結合，多虧這些生物性本能的驅使，人類這種年輕物種才能繼續在地球生養眾多。

不幸的是，這種生物性的本能，現在卻可能使人類滅絕。面對資源枯竭和生物圈遭受汙染的今天，我們應該重新建立一種關係，才有可能為二十一世紀帶來救贖，女人在其中要明白「我有的已經足夠」，而男人要了解「我已經夠好了」。人類為了生存而有一種「想要更多的欲望」，然而，現在卻必須遏止這種本能。這是否是男人的再生產角色，漸漸被科技和遺傳基因工程取代的原因？還是男人與女人不孕的機率日益升高？而複製人是否象徵了人類希望回歸太初的企圖？

最後，雖然我們常常以為自己能支配生命，但其實都只是卑微的奴僕，聽命於創造演化的生命。與生命對立，就是抵擋健康。

婚姻：一輩子的承諾

為什麼要結婚或做出一輩子的承諾？我不知道。一輩子的承諾，是一種更勝於愛的羈絆，蘊含了愛所沒有的成分——歸屬感。承諾即是進入了兩人世界，包含了共同面對、成長、分享和創造，更重要的是，還包括輕鬆自在。唯有進入承諾的關係裡，才能活出「我，即我們」的人生道理。

「歸屬感」指的就是兩人在彼此身上感受到的熟悉感，能使人在面對痛苦和原生家庭的遺憾時，產生無窮的力量，不只療癒自己，也療癒祖先。我們往往是在父母人生某些未了的遺憾中出生來到這世上，雖然看似活在當下，其實是降生若碰觸的渴望未被滿足，可能會轉變成暴力；無法表露的愛，也可能變成憎恨。

冰封的過去。

由此而知，我們也不難理解心理的轉變為何如此困難。大多數時候，我們會以為那些過去經驗和歷史事件是自己的，因而被迫面對，但其實我們對於那些事件與經驗完全一無所知。過去的力量和未來的方向拉扯著此時此刻，過去歷史的和未來的希望也使現在漸漸變得模糊。在承諾一輩子的關係中，我們應區分清楚何者屬於你、何者屬於你的伴侶，何者又屬於你的過去，無論在何種情況下，我們都有責任解決那些問題。理想上來說，為那尚未出世的孩子排除未來人生的障礙，也是婚姻的責任之一。

一段關係需要參與其中的人有所覺察，因為你永遠也無法逃避自己。伴侶通常是一面鏡子，映照出你人生中尚未解決的那些問題以及你所否認的那一部分自己，但也映照出了你的美好。一段美好神聖的關係能跨過不信任的陰影，並覺察到另一個人，其實就是自己。

根據歷史經驗判斷，人之所以深受吸引是因為看到自己內心未承認的某些特質，這種關係的基礎不在於兩人之間的共通性，而是彼此的差異。

然而，當人愈療癒自己內心的傷口，並學習不依靠他人的認同或符合他人期待而活的時候，就會尋求與他們相像的另一半，他們渴望的不再是互補，而是渴望互相幫助向上提升。

人在這種關係裡面將不再害怕失去，因為兩人都在自己的內心找到一種完全。我們能從一輩子的承諾獲得成長、創意、健康和輕鬆自在。在神聖的伴侶關係裡的兩人，不只希望自己與對方同在關係裡，也確實知道他們屬於這關係，並且喜歡這段關係。

伴侶關係恐怕是一條最為困難的修行之路，承諾一輩子的伴侶關係也許能得到另一個意外收穫，一種如同聖靈感孕、免於父母投射的愛的結晶——貨真價實的愛。

健康與生病

經過許多天反覆思考健康、療癒和我從那些病人即老師的人身上所學習到的功課之後，我認為整個人生其實是療癒和意識的演化的循環，並不是沒有生病才叫健康。

有覺知的健康（conscious health）指的是某種存在的狀態，在人生中能對於令人讚嘆的事物充滿驚喜之情，並能於每時每刻都經驗到人所無法理解的奇蹟。要進入這種覺察，首先必須捨棄對於名稱、標籤或任何阻止我們用心體驗的事物的依附，隨著同意與個人力量的降服之後，就能迎接精神飽滿、變化萬千的健康人生。

有覺知的健康意味著你的人生不再有未了的心願、遺憾、或道歉和寬恕的需要，健康的狀態與完美的秩序和諧共存，並接受生病和死亡為完美秩序的一環。有了這層接納，生病也能變成健康。這並不代表否定醫學上的治療，僅暗示我們應該暫時停止判斷自己是否健康，並將治療及其結果視為另一種人生體驗。

人們經常利用生病來迫使自己向外尋求幫助或降服他人，或向內挖掘自己的內心。若你能接納生病的時刻，藉此驅策自己更加了解人生、接納人生，並大幅改善你的人際關係的話，那麼疾病其實就只是聽命於人生的奴僕罷了。

“生病只是一段人生經歷，只是發生在我們身上的某個事件罷了。”

生病其實只是一段人生經歷，只是發生在我們身上的某個事件罷了。人所生的病並不能決定我們是什麼樣的人或什麼樣的角色，但確實迫使我們與它和好並順應它。疾病本身能提醒我們人類的脆弱和人性，我們不應與疾病對抗，好像它是仇敵，反而應該將之視為幫助我們重整人生目標的朋友。病痛和疾病能成為老師，使我們明白什麼是不該走的道路，也能疾聲提醒我們思考人生的意義。

有時候，生病並不是自己一手造成的，有時候，我們承擔了他人從未面對的陰暗面，那些被阻塞的能量只能四處流竄，如同詩人卡瓦納（James Kavanaugh）所說：「我們之中有些人好似羊入狼群」。眾人即我，我即眾人，當一個人痛苦，眾人也跟著感到痛苦。若不人溺己溺，人飢己飢的話，也許我們就需要頑固的細菌和無藥可醫的病毒來喚醒我們的覺知，彼此關心。

我曾獨自在房裡做了一個夢，夢裡出現了細菌和病毒。我並不想承認那些細菌和病毒其實是我的一部分，也不想承認那是我的投射，我將那些細胞／自我視為異形，並且想要藉由強大的藥物加以毀滅。然而，我愈抵擋它們，它們就更頑強地希望獲得我的接納，而擁抱它們是我在夢裡唯一能存活的方法。後來我的身體感到一陣刺痛，並聽到自己因為在夢裡，重新找回了完全與合一的呵呵笑聲，這時，我醒了過來。

醫病關係

醫病關係之所以不令人滿意，是因為醫者與受醫者不重視神聖的同意儀式，結果就是即使兩方都未同意，卻已經假設雙方都默認同意。其實，如果醫師或病人當中有一方因為任何原因而心裡感到不舒服，就應該清楚將這些感受表達出來。

但這簡單的道理卻窒礙難行，原因往往在於醫師的自尊心或病人的受威脅感。遺憾的是，在許多情況底下，醫療管理的機制並未給予醫師或病人行使同意權的機會，但病人有權利要求更換醫師。放下一段未能給人療癒的關係，往往使人能獲得另外一段更適合的關係。若醫師真心願意治療每一個走進診所病人，也就不容易面臨工作倦怠的危機。

在理想的醫病關係中，誰痊癒了？什麼病痊癒了？痊癒的過程為何？都是無從得知的問題，而人的投射和具體療效的期待往往使人感受不到何為真正的痊癒。有時候死亡才是真正的痊癒。透過有意識的療癒，才能同時海闊天空、天人合一，並謙卑臣服。

死亡

正當我準備離開這小小的聖所之前，我開始思考什麼是死亡和什麼是神。死亡不會使我們失去生命，反而對於死亡的恐懼，會使我們遠離生命。死亡將控制權奪去，使我們學會降服，心中那驕傲的我必須消失，死亡和混沌引領我們回歸宇宙的秩序。

某一次在房裡，我隨著音樂經驗到自己好像無意識狀態裡的粒子，漂浮在無邊無際的意識之海裡。我在那兒意識到死亡是永恆、無限的有意識存在，並且悠遊無際、先知博學。在靈的能量狀態中，思想與經驗同步發生，因為無邊無際，所以死去之後，能夠無所不在。我從那經驗醒來之後想著：死亡真的非常、非常無趣。人生雖然困難重重，但絕對不會無趣，反而因為對於差異的想像而激發了許多熱情。

若以諺語來描述這段夢境，我想到的是：**凡努力不懈找尋普世真理的，其生命可能隨著熱情的熄滅而走向凋零**。我懷疑神是否只是因為無聊而創造了人，然後人為神注入熱情，而神則賜予我們平安作為回禮。

真實療癒的那一刻是我們最接近接近死亡的時刻。巫醫或任何將生命的國度注入死亡的力量使人痊癒的醫者，都可謂真正的醫師。透過同意和心意的傳達，醫者與受醫者之間的界線消失了，醫者的心意則與自身的治療經驗結合。因此，治療治死了過去所發生的，使未來將發生的因而新生。心中的那個我如同死亡一般，在治療的過程中不再驕傲，反而變得無拘無束，也變得先知博學。

“死亡是為生命而服務的。”

神

這世界上是否真有創造主，是否真有「神」（目前尚未找到更適合的詞，因此暫時以「神」稱之）？為什麼這些可怕的事情會發生在人身上？為什麼人會生病？為什麼會有戰爭？為什麼會有饑荒？我在房間裡多年來不斷反覆思考，希望能找出答案。

世界上各個不同的宗教，似乎都有幾個共通點：人們相信神是無所不知、無所不在、無所不能的。那我們與神之間又存在著什麼樣的關係呢？物理學的能量守恆定律告訴我們，能量不會無故產生，也不會憑空消失。因此，每一次的創造，其實都是從舊有的某物轉換而成。

我相信無所不知、無所不在的神在創造人類時，必然也賜予我們某些能力，儘管如此，神本身卻無力改變人生的不測風雲。我們生而具有這股力量，且有能力影響某些人生的偶發事件，卻仍愚昧孤僻，不願意善用這股力量來阻止疾病、戰爭和飢荒。

獨處賜我們以契機，
得以細品內在神性。

在那房間裡，我開始相信，甚至體驗到，每當我交出更多個人力量的同時，似乎就能獲得一點智慧，有時候甚至能感覺到自己存在於那比我更大的存在之中。然而，我在交出力量的過程中，卻也為自己創造了一個難題。現在我的自我意識比以前更強，卻也更難捨棄這新的形象——睿智聖人的假面具。

這次的經驗回答了我一開始提出的問題：如果這世界上有神，為什麼還會有疾病、戰爭和饑荒？我的結論是，沒錯，這世界上的確有神，這一位神無力回天，只能為了生命中的痛苦而哀哭。

會不會其實我們與神都同在一個回饋圈裡？又或者有沒有可能我們每一次交出一些個人的力量時，都必然伴隨著智慧的增長與孤獨感的降低？若真如此，那時的我們就有可能成為神，而神也將變得更有人性。

除了我們以外，沒有誰能阻止疾病、戰爭和饑荒的發生。然而，我知道我們都太過自我中心，且在某程度上不斷忽視人類與眾生相互連結的關係，與眾生隔絕。雖然我們也為人生中的痛苦而哀哭，卻沒有神那樣的憐憫——那種不讓悲劇一而再、再而三發生的古道熱腸。遺憾的是，人類驕傲的自我至今仍繼續躲藏在無數的假面具背後。

要解決上述問題，我們必須甘心樂意，一次又一次地交出自己。只要一人受苦，眾人就一同受苦。但這需要人們明確知道「我」與他人同為「我」，此刻不行動，更待何時？

偉大的存在

從古至今，亞伯拉罕、摩西、耶穌、佛祖、甘地、金恩博士、曼德拉和其他許多人，都曾因為自願或非自願的拘禁而進入聖潔之地。孤獨使人能與我們之外的偉大存在彼此相連，且明白我們都屬於祂。在無聲的孤獨中與那一位相遇，使我們絕不孤單。無論孤獨或同在，它都靜靜等候著我們。

不管你稱「祂」是佛祖、造物主、上帝、神靈還是更高的自我，其實都無所謂。當你孤獨的時候，原來明顯令人費解的虛空突然變得真實，原來的寂靜也變得出奇熱鬧。那時刻往往使人能看到其他東西，可能為你指引出正確的方向，或傳遞某個訊息，孤獨使你有機會淺嚐神性的美好，而那一位也必時時刻刻伴你左右，使你健康和痊癒。

發現自己的本性並不困難，棘手的是如何在他人身上看見自己，因為內心的自我意識，總是希望能保有獨特的自我形象。自我意識是驅使我們想要控制的根本原因，貶抑了自己和他人，並造成分離（separation）。每一次的經驗都可能使你更清楚看到此刻的樣貌，或重新整理紊亂的過去。每一個人都有不同的人生，所面對的孤獨不盡相同，這種人與人之間的分離所導致的孤單常見於群體之中，且比孤獨時所感受的孤單，更令人難以忍受。唯有療癒自我否認的那一部分自我，成為完整的自己，才能意識到自己的孤獨，不再只是一味地想要療癒別人。

離別的時刻

以上是我從孤獨的經驗中所學習到的收穫。孤獨使我有機會清楚看見人生中的許多問題，包括自己的需要、圈套、計謀、詭計和恐懼，並教導我透過新的眼光來觀看自己的人生，再次創造出屬於我自己的世界。

孤獨使我們領悟與人凝聚的意義，而有時候我們只能在孤獨的時候，才能反覆咀嚼與頓悟與人凝聚時所經驗的。無論如何，佛陀都靜靜地耐心等候，健康和療癒就存在於孤獨和凝聚之中，也存在孤獨和凝聚之間。

如此又過了五年，我決定離開孤獨的生活，並將我從病人身上所學習的智慧以及領悟付諸實行，因此，我回到南加州地區，並開始了我的諮商輔導執業生涯。

失落的一角

10

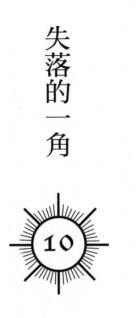

為了了解人為什麼生病，又為什麼痊癒，我踏上了四十年的聖杯之旅。雙肩上沉重的負荷，因為分享了這個故事而略顯輕鬆。現在的我已經搬離面向太平洋的一百七十坪房子，與結髮十年的妻子戴博拉住在山上的小木屋。

喬依絲後來跟我們共同的好友大衛結婚，我們四人的關係一直很親密，並一起與五名孫子共享天倫之樂。因為戴博拉的緣故，我還多了一個女兒希德妮，而我的三名子女布萊德、貝絲和艾琳也都有了自己的兒女。

我的賓士車現在已換成小卡車，我常常在深山裡散步，或輔導那些願意大老遠開車來找我諮詢的委託人或朋友，這就是我全部的生活。基本上，我提供的療程就是專注的傾聽。

我在一九九七年被診斷出得了癌症，也接受了治療。放射性治療並不順利，還引發了一連串的併發症。那一年，我幾乎無法緊緊抓住從旅程中學習而來的健康和療癒的智慧。然而，當我能夠將癌症視為一種人生經驗，也明白我應該順應癌症，而不是抵擋它之後，就有能力使人生回到正軌。現在我的病情已經穩定，這次的經驗也使我確信本書所分享予你們的，雖然不容易做到，卻能確實奏效。

對我而言，健康就是接納並欣賞我們稱之為「人生」的奇妙經驗，若非如此，就是生病了。

我很慶幸癌症並未對我的人生造成什麼影響，單單靠著從病人和人生的機緣學習而來的，我已經鍛鍊了我面對人生的能力。如今，我能按自己的意思過自己的人生，且這些年來始終如一，不但健康，也與人連結，不再心有旁鶩，只要專心面對人生給我的每一個課題。

癌症特別給予我一個機會，落實我之前從病人、導師和人生中所學的，並使我更有自信將這故事分享給你們聽。六十八歲時的我，還遇見了另外一位導師芹澤末男（Sueo Serisawa）。芹澤末男是一名畫家，生活簡單，即使已九十二歲高齡，卻仍精神奕奕，過著「侘」（wabi）一般幾近完美的克己生活。

前一陣子我去探望末男時，他非常興奮地歡迎我，說道：「我才剛完成了人生當中一幅超級讚的作品！」我問他說：「在哪兒？讓我看看。」他回說：「不行，我沒辦法讓你看。」我問道：「為什麼？」他笑著回說：「因為我畫在我的腦海裡啊，真可惜你看不到。」同理，健康也是一樣，健康，就存在我們的心裡。

我相信自己已經找著了那失落的一角，找著了使人生病，又使人痊癒的最終答案，就在**你我身上**。

給台灣讀者的話

《在候診室遇見佛陀》初版至今也有一段時間了。出版了這本書後，我投入研究表觀遺傳學（epigenetics）與癌症的關係。

表觀遺傳學主要是研究環境因子如何影響基因的調節，同樣的機制也可見於飲食習慣、放射線治療和壓力的交互作用，希望能夠了解什麼樣的態度是我們最大的壓力來源，以及為什麼人的想法、論斷和偏見會隨著時間的推進，傳承至下一代。也許這些想法、論斷和偏見對於古老的祖先而言，是必要的生存條件，因為他們的生活不僅艱困，更常面臨生存的威脅，也因此，他們才會因為受到焦慮的驅使而充滿壓力。

不過，現代人充滿恐懼和負面情緒的壓力，卻降低了我們的免疫系統運作，導致慢性病的發生。大多數痛苦的情緒和遺傳自祖先的恐懼，都存在於祖先的X性染色體上，唯有這種生活方式，才能確保未來的世代能具備覺察何為威脅、危險性、使人痛苦的能力。因此，我們的需求中所隱含的那些失去生命的恐懼，恰與祖先雷同，舉例來說，我們可能暗忖：「我還賺得不夠多，無法保障自己和孩子的生活。」或者「我還不夠好，不夠有價值、不夠值得人愛。」這些情感與祖先並無二異。雖然現代人已不再暴露於祖先所遭遇的那種外在或內在的險阻，但對於大多數的人而言，生活依舊充滿各種難題。

我們仍必須屏棄這種充滿緊張壓力的思緒，因為這些不切實際的需求，正一步步讓地球變得危險，另一方面，我們在潛意識裡，其實都活在過去的極度焦慮中，恐懼走向毀滅，處於莫須有的緊張壓力中，因此，我認為緊張的情緒是造成慢性病的原因。

《在候診室遇見佛陀》一書娓娓道來的，是教導我如何無憂無懼活出生命的那些人們以及病患的故事，我衷心期盼讀者也能像他們那樣，充滿盼望與勇氣地活出精彩的人生，他們為我的人生注入了大而無畏的精神，使我能活出完全的生命，活出喜樂，也使我的未來充滿盼望。各位，讓我們盡情享受這趟旅程吧！

保羅．布倫納

二〇一四年九月十七日

在候診室遇見佛陀
一位叛逆醫師的終極療癒之旅
Buddha in the Waiting Room:
Simple Truths about Health, Illness and Healing

作　者　保羅・布倫納 Paul Brenner, M.D., PhD
譯　者　黃懿翎
編　輯　陳玟如
設　計　方法原創 way2creative.com
總編輯　劉粹倫
發行人　劉子超
出版者　紅桌文化／左守創作有限公司
10464 臺北市中山區大直街 117 號 5 樓
02-2532-4986
undertablepress@gmail.com
印　刷　約書亞創藝有限公司
經銷商　高寶書版集團
11493 臺北市內湖區洲子街 88 號 3 樓
02-2799-2788
ISBN　978-986-91148-4-4
書　號　ZE0115

2015 年 7 月初版
新臺幣 300 元

國家圖書館出版品預行編目（CIP）資料

在候診室遇見佛陀：一位叛逆醫師的終極療癒之旅 / 保羅.布倫納（Paul Brenner）作；黃懿翎譯. -- 初版. -- 臺北市：紅桌文化, 左守創作, 2015.07
224 面；14.8×21 公分
譯自：Buddha in the waiting room : simple truths about health, illness and healing
ISBN 978-986-91148-4-4（平裝）
1.布倫納（Brenner, Paul, 1933-）　2.醫師　3.傳記

410.9952　104008369